HIJOS PREMATUROS

Nora Rodríguez

Hijos prematuros

Amor infinito
Guía práctica para los cuidados de los prematuros hasta la adolescencia

la esfera de los libros

Primera edición: septiembre de 2008

Avenida de Alfonso XIII, 1, bajos
28002 Madrid
Tel.: 91 296 02 00 • Fax: 91 296 02 06
www.esferalibros.com

ISBN: 978-84-9734-763-1
Depósito legal: M-33.429-2008
Fotocomposición: J. A. Diseño Editorial, S. L.
Imposición y filmación: Preimpresión 2000
Fotomecánica: Unidad Editorial
Impresión: Anzos
Encuadernación: De Diego
Impreso en España-*Printed in Spain*

Índice

SEGUNDA PARTE

A mi hijo Santiago.

Agradecimientos

Al doctor Adolfo N. Papí, neonatólogo del Hospital de Tarragona, por su aportación en lo referente al método «madre canguro» y al estrés en niños prematuros.

A Carrie Strauch, terapeuta ocupacional del departamento de pediatría y neonatología del Hospital Lenox Hill de Nueva York, por su información sobre la importancia de la estimulación sensorial temprana y su continuidad por parte de los padres.

A Anna Obrador, enfermera del Hospital de Barcelona y educadora en la Asociación Española de Masaje Infantil, por sus explicaciones sobre cómo tratar manualmente con niños frágiles en las unidades de cuidados intensivos y cómo bajar los niveles de estimulación negativa en los hospitales en que se encuentran ingresados estos niños.

A Elena Melián, pedagoga y presidenta de la Asociación Prematuros Sin Fronteras de Tenerife, por su aportación sobre técnicas de estimulación con musicoterapia en las unidades de cuidados intensivos neonatales.

Al neurobiólogo y profesor de la Universidad de California Los Ángeles (UCLA) en Los Ángeles, Estados Unidos, Allan Schore por haberme facilitado material sobre el estrés en niños prematuros.

A todas las mamás y papás que me han permitido tomar prestadas las historias de sus hijos para este libro.

Y a Ana Bach, defensora de los derechos del niño prematuro… dondequiera que esté.

Introducción

PEQUEÑOS PERO GRANDES LUCHADORES

María y Juan están en una unidad de cuidados intensivos de neonatología con su hijo, en la sala de «grandes luchadores», como ellos la llaman. Desde hace dos semanas los médicos permiten que el pequeño Genaro permanezca un rato desnudo en el pecho de su mamá, piel contra piel, por ahora sólo dos veces al día. María se siente realmente feliz: ¡deseaba tanto permanecer unida a su bebé! María sabe lo importante que es para su hijo compartir esos momentos íntimos, en los que su cuerpo es para el pequeño un nido seguro. Tan seguro que Genaro, que nació con 26 semanas de gestación y 760 gramos de peso, mejora a pasos agigantados desde que puede estar con su mamá. Ahora, ya no se trata sólo de observarlo pasivamente tras los cristales de la incubadora, viendo cómo estira un poquito las piernas o intenta mover los dedos de la mano. Ahora la mamá —y a veces el papá— le están ayudando a crecer con el calor de su propio cuerpo, con sus masajes, con su voz, con sus caricias, con los latidos del corazón que él escucha mientras está pegadito al pecho de mamá, hasta que se duerme con el vaivén lento y casi imperceptible de sus suaves movimientos respiratorios.

Lo más sorprendente es que en estas citas impostergables no es Genaro el único beneficiado. Sus padres han descubierto que, a pesar de su bajo peso y sus pocos meses de gestación, el pequeño tiene unas notables capacidades táctiles y olfativas que sabe usar muy bien para que sus circuitos neurológicos se pongan en marcha y poder transmitir sus necesidades, en especial cuando tiene hambre o se siente incómodo… ¡Entonces no hay quien lo calle! Ronronea, llora y, si es necesario, grita hasta que sus necesidades sean satisfechas. Cierto es que Genaro tendrá que seguir, como buen héroe que es, librando batallas aún por más tiempo. Continuará con la sonda nasogástrica para su alimentación hasta que aprenda a succionar y necesitará sensores para medir sus constantes vitales, pero incluso esto no parece afectarle demasiado. Lo que realmente le disgusta son los momentos en que su mamá lo aparta de su cuerpo y lo vuelve a dejar en la incubadora; entonces parece nervioso y se pone tenso.

Para María y el papá de Genaro no es fácil separarse del bebé y marcharse a casa dejándolo en estas condiciones, así que ambos intentan calmarlo de nuevo e introducen una mano por los agujeros de la incubadora y le acarician, cada uno a su ritmo. Después, el papá saca su mano y sólo queda junto a la carita de Genaro la de mamá, con aquel olor que le es tan familiar; entonces sí se calma. María y su esposo se miran con la complicidad de quienes descubren día tras día que se trata de una espera diferente, que se trata de una experiencia en la que ambos aprenden mucho de su hijo, de su valentía, de su fortaleza, sabiendo que cada niño y cada historia es absolutamente única.

Ninguna familia vive el nacimiento anticipado de un hijo del mismo modo, ni todos los padres resuelven sus emociones y sus miedos de la misma manera, ni tampoco las mamás reaccionan igual frente al bebé de menos de 37 semanas de gestación cuando tienen la oportunidad de verlo y tocarlo. Genaro, por ejemplo, llegó al mundo con un alto grado de inmadurez y bajo peso, por lo que necesitó diversas técnicas sustitutivas para poder sobrevivir; tampoco pudo estar con su mamá de inmediato, pues el parto había tenido que llevarse a cabo urgentemente porque la vida de María corría un serio peligro. María tuvo una enfermedad por su placenta, pero, aún después del nacimiento y habiéndosela quitado, todo se complicó, y los médicos prefirieron que no viera al bebé hasta que no se encontrara mejor. ¡Estuvieron sin conocerse casi tres semanas! Así que al *shock* de la prematuridad del nacimiento del hijo hubo que sumar el dolor de no conocerlo, no saber nada de su evolución y no poder abrazarlo ni besarlo. María era madre sin serlo. ¿Cómo era su bebé? ¿Estaba bien? Las informaciones sólo le llegaban a través de su esposo y parecían alentadoras, pero en su corazón eran insuficientes. Es por ello que hoy a María le sigue resultando complicado asumir que Genaro tal vez necesite estar alrededor de dos meses más en la incubadora y que sólo pueda verlo a ratitos, a pesar de que sabe que todo marcha bien. A ella aún le queda cierta sensación de incertidumbre, y a veces, no siempre, sentimientos de angustia, rabia y frustración. Sin embargo, María ha descubierto últimamente que estas emociones negativas se diluyen cuando las enfermeras le dicen que su bebé ha ganado peso o que está aprendiendo a succionar; entonces aumenta su esperanza, su necesidad de cuidarlo y su deseo de satisfacer sus necesidades afectivas, tocándolo, proporcionándole masajes y abrazándolo. Quizás por eso está segura de que a medida que los médicos le permitan permanecer cada vez más tiempo con su hijo sus miedos se irán diluyendo y probablemente también la evidente sensación de impotencia de Juan.

UNA MIRADA DIFERENTE

Este libro no pretende profundizar en las circunstancias médicas de los niños prematuros. No pretende explicar síntomas físicos ni describir complicaciones médicas que pueden tener los niños que llegan al mundo antes de las 37 semanas de gestación. Su verdadero objetivo es ayudar a los padres a criar a niños y niñas que llegan a la vida en situaciones complicadas porque han nacido antes de las 37 semanas de gestación. Y es que no es fácil para los padres superar el *shock* de la prematuridad mientras sólo se les permite acompañar a sus hijos en una unidad de cuidados intensivos neonatales. Como tampoco lo es recibir informaciones que no comprenden sobre su evolución y al mismo tiempo proporcionarle al bebé los cuidados que necesita cuando está ingresado. Una vez en casa, se les informa poco sobre la atención que deben proporcionarle a su hijo en cada etapa de crecimiento (los cuidados no acaban en la primera infancia). Porque si ha habido un error en los últimos años respecto de la prematuridad, éste ha sido creer que cuando el niño alcanzaba los 3 o 4 años estaba al mismo nivel que los nacidos a término, en el terreno neurológico, psicológico, físico y psicomotriz, y los padres no debían estar atentos a nada más. Hoy se ha demostrado que esto no es así. Recientes investigaciones insisten en que el trabajo psicológico y emocional por parte de los padres con los niños que han sido prematuros debe continuar hasta la adolescencia.

Ningún bebé prematuro deja de tener necesidades emocionales nuevas o antiguas cuando cumple 3 años, por más que garabatee, corra o juegue con otros niños. Emocionalmente tal vez aún necesite un poco de ayuda, o quizás continúe teniendo necesidades de contacto, de ser tocado, de ser calmado, o aún no sepa cómo autorregular sus impulsos cuando ya tiene 9 o 10 años..., y hay razones para pensar en ello. Es algo que desde hace tiempo los padres perciben y en los últimos años la ciencia ha empezado a investigar.

Ningún bebé prematuro en una unidad de cuidados intensivos es una isla que sólo necesita ser atendida por el equipo médico y asistencial, detrás hay siempre una familia que sufre, ríe o llora con lo que a él le pasa. Y siempre hay un niño que necesita a su madre y a su padre. Es impensable creer que si el bebé tiene por ejemplo una dolencia grave los padres no vivan esa dolencia como si fuera propia. Como es imposible pensar que los padres que tienen a uno o varios hijos en una unidad de cuidados intensivos no se sienten sobrecargados, incluso deprimidos. Por esa razón, este libro es para ellos.

Vivimos en una época en la que no sólo se producen cada vez más partos prematuros, sino que estos bebés nacen cada vez con menos tiempo de gestación y en la que no se le está dando a estos niños la importancia necesaria. Los embarazos asistidos de mellizos y trillizos, la edad precoz o avanzada de las madres, o los embarazos no controlados de las madres muy jóvenes o inmigrantes son sin duda algunas de las causas de que ello ocurra. También hay partos prematuros de pocos meses de gestación por alguna enfermedad de la madre, o porque se es de raza afroamericana o afrocaribeña (en estos casos se sabe que los partos prematuros son hasta cuatro veces más comunes que en mujeres blancas), o bien porque la madre tiene poca masa corporal, pero ni siquiera estas razones son todas las posibles. Aún hoy hay muchas que se desconocen. De lo que no cabe duda es de que cuando un bebé nace en estas condiciones necesita cuidados médicos permanentes y también cuidados de los padres.

Nadie duda de que los avances médicos son fundamentales, pero el cuidado del bebé por parte de la madre o el padre cuando todo eso ya se ha llevado a cabo está siendo hoy muy tenido en cuenta en casi todas las unidades de cuidados intensivos. Los médicos y las enfermeras que asisten a los niños prematuros saben que cuando el bebé llega al mundo en estas circunstancias hay que actuar rápidamente, pero también saben que después hay que darle un lugar a los padres.

Ante un parto que se produce prematuramente, el equipo médico y asistencial valorará con urgencia las necesidades de asistencia médica del bebé por su inmadurez, por su edad de gestación, o si hay un problema de malnutrición, es decir, si es escasa la alimentación que ha recibido mientras estaba en el seno de su madre, teniendo en cuenta que todos estos factores pueden ser coincidentes. Los padres no sólo no ven esta parte del trabajo médico sino que, en la mayoría de los casos, lo desconocen, y es por ello que se sienten dejados de lado cuando no se les dan respuestas definitivas. A ello se suma que durante los primeros días o en las semanas posteriores al parto los padres perciben que el futuro del bebé es incierto porque los pronósticos nunca son definitivos. En pocos hospitales de nuestro país se les da a los padres de niños prematuros asistencia emocional. ¿Cómo podrán ellos comprender lo necesarios que son sus cuidados hacia el bebé si ellos mismos están mal?

Hijos prematuros es por todo ello un libro para aquellos padres que desean tener una participación activa en el cuidado de sus hijos prematuros. Para padres que saben que sus hijos plantean día a día un desafío de crecimiento. Para lograr nuestro objetivo se ha contado con la experiencia de renombrados profesionales de nuestro país y del mundo, que han colaborado desinteresadamente en este libro aportando información, experiencia o las últimas investigaciones en el campo de la neurobiología, la neonatología, la medicina y las terapias manuales con bebés prematuros. También la experiencia de padres y madres con niños que aún están en las unidades de cuidados intensivos y otros cuyos hijos son ya un poco mayores o adolescentes. Como se comprenderá, en ningún caso este libro desea mostrar el dolor, sino la experiencia de vida que refleja un aprendizaje. Yo misma he sido madre de un niño que nació con 28 semanas de gestación y 800 gramos de peso y que ahora tiene 9 años. Y como madre de un niño que en su día fue prematuro sé que hay sentimientos imposibles de describir, como sé que el mundo emocional de los niños prematuros es muy rico, diverso, y que muchas veces necesita de una dosis de ayuda extra. Porque, si bien es verdad que en la actualidad son muchos los avances en el campo de la neurobiología, la medicina, la psicología o la pedagogía en relación a la prematuridad, es ahora cuando se está empezando a prestar atención a la importancia del vínculo afectivo con bebés que han estado separados de su madre inmediatamente después del nacimiento, y a las consecuencias del estrés en bebés prematuros, cuyas repercusiones pueden persistir hasta la adolescencia.

Por esta razón, este libro ha sido estructurado en dos partes. La primera, dedicada al nacimiento anticipado, los conflictos internos de los padres, la evolución del bebé, el apego, la leche materna, los primeros contactos hasta que llega a casa y en qué consiste el cambio de vida familiar cuando finalmente el sueño de tener al hijo en casa se hace realidad. La segunda parte se refiere a los primeros 7 años de vida y algunos datos sobre estudios en ex prematuros adolescentes, cómo sanar heridas emocionales, cómo comprender la evolución de niños que han nacido antes de tiempo y cómo se relacionan consigo mismo y con los demás. Información que sin duda aportará una gran comprensión y ayudará a que muchos niños prematuros sean felices, se sientan satisfechos y seguros consigo mismos y libres para ser quienes desean con un proyecto de vida propio.

PRIMERA PARTE

Capítulo I

UNA LLEGADA AL MUNDO UN TANTO COMPLICADA

Sin duda hay algo mucho más duro que soportar el propio sufrimiento: ver sufrir a alguien a quien se ama incondicionalmente.

LA AUTORA

La valiente Sofía llegó al mundo con 32 semanas de gestación y 800 gramos de peso. Ha tenido hemorragia intercraneal y no oye bien. Ha estado más de tres meses en la unidad de cuidados intensivos de neonatología. Tiene 5 meses y no llega a pesar los 4 kilos. La mamá de Sofía está feliz de tener a una hija tan maravillosa. Asegura que su bebé pone en marcha su fuerza y su capacidad para sobrellevar los miedos cuando todo parece caerse a su alrededor.

Cuando un bebé llega al mundo prematuramente no es extraño que el padre y la madre sientan emociones contradictorias. No sólo porque los acontecimientos se suceden muy deprisa, entre ellos el parto, sino porque también cambian las expectativas. ¿Cómo ser padre o madre de un hijo con el que se puede tardar mucho tiempo en llegar a compartir un beso, un abrazo o una caricia?

Ser madre o padre de un bebé prematuro implica casi siempre pasar por un alto grado de incertidumbre (por la evolución del hijo) y también sentir cierta impotencia por verse físicamente impedidos de poder cuidar y proteger a su bebé y obligados a dejarlo en manos del equipo sanitario. Estas circunstancias exigen a los padres tener que reubicar día tras día muchas emociones.

Mónica, madre soltera de 23 años, cuyo bebé lleva cuatro semanas en la unidad de cuidados intensivos, describe así cómo se siente: «Por momentos no sé qué hacer, qué pensar. Si estoy en casa me siento mal sin mi bebé. Si voy a la clínica, no me dejan tocarlo y me siento peor; a veces creo que voy a enloquecer». Y lo mismo les ocurre a Julia y Raúl, padres de Carola, que lleva dos meses en una unidad de cuidados intensivos: «Estamos un poco raros entre nosotros. A veces intuimos que pasa algo pero no sabemos qué, es como si los médicos no nos quisieran decir nada... En ocasiones pienso que todo esto va a acabar con nosotros, ya no sabemos de dónde sacar fuerzas. Imagino que es porque no tenemos familia y no sabemos en quién apoyarnos».

Al igual que Mónica y que los padres de Carola, la mayoría de las mamás y papás de los bebés prematuros se sienten inmediatamente después del nacimiento imposibilitados de proteger y cuidar a sus hijos si éstos han nacido con pocas semanas de gestación o si hay riesgos para su salud, por lo que se sienten solos e incomprendidos. Ciertamente, uno de los primeros choques que viven los padres después del parto no es que tras el nacimiento no haya fiesta ni regalos, sino aceptar la situación del bebé, sus condiciones físicas... y al bebé mismo, que a veces dista mucho del bebé idealizado durante el tiempo que duró el embarazo. Un esfuerzo de aceptación que es tan fuerte como el miedo por su vida. He ahí en parte la raíz de sus emociones contradictorias. En muchos casos los padres, mientras aceptan la dura realidad por las condiciones físicas del bebé, también se están secretamente preparando para la posible pérdida del hijo, por si le ocurriera algo grave o inesperado, lo cual torna más difícil la aceptación de la cruda realidad. A algunos padres lo que más les cuesta aceptar no es que el bebé deba estar un tiempo en la incubadora para madurar, acumular defensas y lograr un posterior crecimiento, sino el hecho de que el diagnóstico del bebé nunca es definitivo, con lo que el miedo siempre está latente. Quizás por ello, darle la vuelta a la información que reciben y a los miedos que ésta genera puede ser un buen método para aliviar la ansiedad que sufren los padres. Se trata de ver que si estos diagnósticos no son definitivos es porque también existe la posibilidad de que el bebé evolucione positivamente. Este «dar la vuelta al miedo» por parte de los padres puede ayudarles a calmar la ansiedad, especialmente durante las primeras horas de vida del bebé. Es decir, confiar en el trabajo de los médicos sin engañarse y sin adelantarse a los acontecimientos.

NIÑOS FRÁGILES CON UNA GRAN CAPACIDAD DE REGENERACIÓN

Martha se mueve, se coloca el puño cerrado en la boca, ronronea… Esta pequeña que nació de 26 semanas de edad gestacional es muy fuerte. Aunque apenas ha superado el límite de las 24 semanas de gestación y los 500 gramos de peso, hoy están a punto de darle el alta médica. Lo sorprendente hasta hace tan sólo dos semanas era que su retinopatía auguraba que tendría una escasa visión. Por fortuna, ella puso en marcha su fortaleza y hoy su visión está dentro de los límites normales. Por cierto, el papá de Martha, que había tardado más de un mes en atreverse a acariciar a su bebé recién naci-

→

da, hoy es quien la lleva en brazos... Según él, lo que más lo inhibía entonces era que su hija pasaba mucho tiempo dormida y sin dar señales de ningún tipo. Lo que el papá de Martha desconocía (tal vez como les ocurre a muchos papás y mamás) es que, según recientes estudios, los bebés prematuros pasan el 80 por ciento de su tiempo soñando para soportar la tormenta de estímulos provenientes del medio cuando su sistema nervioso está aún tan inmaduro. Así lo afirma el médico y psicólogo Roberto Cilveti, especialista en sueño del Hospital Dexeus de Barcelona. Para este médico lo que hace el bebé, más que soñar, es seleccionar el material más eficiente para sostener su vida. Es tanta la sobreestimulación que recibe del exterior que esto requiere de una selección, especialmente en la fase de sueño profundo.

EL PROCESO DE ACEPTACIÓN DE LOS PADRES

Resulta fácil comprender por qué el nacimiento de un hijo prematuro no es vivido igual por el padre que por la madre. A menudo esta diferencia depende de muchos factores, tales como la duración del embarazo, cómo ha sido la salud de la madre, si ha sufrido una enfermedad que la haya tenido postrada, lo imprevisto del parto, la propia historia personal del padre y de la madre, la necesidad de apego con el hijo, pero también cómo ha imaginado cada uno de los padres por separado al bebé durante el período de gestación. La idea del hijo que va a llegar a la familia no es algo que ocurre de la noche a la mañana, se necesitan nueve meses, y cuando este período se interrumpe cada uno debe hacer su propio proceso de aceptación. El hijo real debe de este modo abrirse paso en la mente y en las emociones del padre y de la madre, y cada uno lo hará por separado. Algunas madres se muestran lejanas y ausentes cuando se encuentran por primera vez con su bebé en la unidad de cuidados intensivos, otras se culpabilizan con frases como «qué hemos hecho», otras se muestras confusas pero ven a sus hijos bellísimos y otras actúan como si estuvieran viviendo una experiencia absolutamente irreal. Incluso algunas madres de niños prematuros han confesado sentir cosquillas en el vientre como si el bebé estuviera aún dentro de ellas a pesar de que lo veían fuera, en la incubadora, y se referían a él como si aún lo llevaran en su vientre. Según recientes estudios, este tipo de sensaciones en las madres de bebés prematuros se debe a que durante los últimos tres meses de embarazo, cuando la percepción del bebé aumenta porque se mueve, si el embarazo es interrumpido, la percepción del hijo dentro del vientre se interrumpe de inmediato. Si la madre hubiera llegado con su embarazo a completar el tiempo de gestación, los nueve meses, hubiera podido darle una forma más real en su mente, porque hubiera aprendido a conocerlo y a darle características que, de algún modo, le serían propias. Las madres, en los últimos meses de embarazo, dicen: «Será inquieto» o «Es muy tranquilo, sólo se mueve cuando yo me acuesto por las noches». Cuando, de repente, mucho antes del tiempo establecido, lo tiene delante de sus ojos y dentro de una incubadora, no es de extrañar que experimente sensaciones extrañas e incertidumbre; además de la causada por el *shock* emocional, hay razones biológicas y psicológicas que se ven interrumpidas. Por ejemplo, durante los últimos tres meses de embarazo es cuando el cuerpo de la madre experimenta psicológicamente un cambio importante y ésta empieza a ser reconocida como una mujer embarazada por la mayoría de la gente; todo el mundo le devuelve la imagen de una futura mamá. Este tiempo de elaboración de los propios cambios personales también permite que el bebé «tome cuerpo», es decir, que no sólo exista en el vientre de su madre sino en su mente. Estos momentos son extremadamente importantes no sólo para la imagen del hijo que la madre va creando en su mente sino también para sí misma. Alrededor del último trimestre del embarazo, que la mayoría de las madres con hijos prematuros no experimentan, es cuando se produce un equilibrio entre lo fisiológico y lo emocional. En esta etapa también crece el deseo de la madre por que el bebé nazca pronto, por ver su aspecto saludable, el color de sus ojos, la forma de sus manos, su carita, mientras ella se encuentra también más pesada a medida que se acerca a la fecha prevista. Éstas son, sin duda, algunas de las razones por las que las madres de un bebé prematuro experimentan sensaciones contradictorias, o causas por las que para algunos padres un bebé prematuro es decepcionante. La idea del nacimiento de un bebé saludable ya no es realidad. Por eso, a algunos padres y madres les cuesta comprender que los bebés prematuros no son en su mayoría niños enfermos sino sólo inmaduros. La madre tampoco ha tenido tiempo de preparar el ajuar del bebé, lo cual le hubiera servido para dar una forma más tridimensional al hijo. Un proceso que se completa cuando los padres deciden, casi al final de un embarazo a término, preparar la habitación o dónde instalar su cama, porque dar un lugar al hijo en el espacio implica concebir una representación casi real dentro de la familia en funcionamiento.

LOS PRIMEROS DÍAS POSTERIORES AL PARTO

Como hemos visto, en los primeros días posteriores al parto algunas madres de bebés prematuros se sienten como paralizadas, acorraladas, entre lo que les dicen (o no les dicen) los médicos y el duelo del final del embarazo, además de por el miedo a los riesgos reales por la vida del hijo. Muchas madres sienten (o fantasean) en esta etapa que es el bebé quien las ha rechazado, quien las ha dejado solas; experimentan una traición y comprenden poco, lo que las vuelve madres vulnerables al dejarse llevar por la idea de que ello ha ocurrido porque no son capaces de nutrir al bebé. Fantasías que a menudo suelen demostrar que la psique y el cuerpo de la madre no han estado preparados para el nacimiento anticipado. Pero todo ello es absolutamente normal. De ahí que la mayoría de las madres que hemos tenido hijos prematuros seamos madres prematuras.

En otros casos, los cambios rápidos de su cuerpo y las transformaciones de la propia imagen (rápidamente vuelve a ser una mujer no embarazada) le retrotraen a la angustia de su infancia, de la que recuerda los lazos con su propia madre y los revive con frecuencia. Según los psicólogos, todo esto lo provoca la terrible separación prematura del hijo, para lo cual no están preparadas. Mientras tanto, el hijo existe, pero es un ser al que no se puede cuidar ni calmar, lo cual las debilita aún más. Algunas madres tienen tanto temor a que al hijo le ocurra algo inesperado durante las primeras horas posteriores al parto que no quieren separarse del bebé más que para descansar un poco; en raras circunstancias pueden actuar de un modo opuesto, alejándose, dejando al bebé exclusivamente en manos del personal médico y sanitario, y no yendo a verlo ni a estar con él, abandonándolo hasta el momento en que calculan que le darán el alta o cuando los médicos las llaman. Son los niños prematuros abandonados de las unidades de cuidados intensivos. A veces esta actitud inicial la tienen más los padres que las madres: se impresionan tanto por el estado del bebé que se sienten aturdidos. Si el papá ha vivido el embarazo con cierta exclusión —todas las embarazadas observan más lo que ocurre dentro que fuera de ellas mismas—, ahora, ante un hijo tan indefenso, puede no saber cómo comportarse. Ya sea porque se ha visto en la terrible experiencia de poder perder también a la esposa si ha sido un parto urgente, ya sea porque aún no ha descubierto cómo conectar con un hijo con el que no puede establecer ningún tipo de intercambio, lo cierto es que, igual que hay padres que se implican, también hay una minoría bastante representativa que deja a las madres sin el apoyo necesario.

De las más de cien madres de niños prematuros entrevistadas para este libro, más de la mitad han reconocido que han sentido intranquilidad al ver al bebé por primera vez, y miedo cuando se les permitió acariciarlo, generalmente por temor a hacerles más daño, creyendo que eran ellas las responsables de lo que sucede en la vida del hijo. A veces también se sienten temerosas por la complejidad de los monitores a los que está conectado el hijo, que suele ser una barrera que les parece infranqueable, capaz de frenar la comunicación y, como consecuencia, la creación de un vínculo positivo.

LOS SECRETOS MEJOR GUARDADOS DE TODOS LOS BEBÉS

Claudia y Jazmín no paran de llorar. Cada una de estas gemelas que nacieron con 30 semanas de gestación está queriendo decir algo desde el pequeño espacio que ocupan dentro de la incubadora. Hoy sus padres no han podido tocarlas porque tienen una infección leve, así que aún tendrán que esperar unos días. Una enfermera las cambia de posición y una de ellas se calma. Jazmín sigue llorando, no es un llanto de dolor, sino de reclamo, como una queja de insatisfacción...

Es evidente que desde el momento en que se provoca el parto prematuro, si bien el camino de la madre y del padre no es sencillo, mucho menos lo es el del hijo. El bebé deja un lugar tranquilo, en el que se siente contenido y seguro, para tener que soportar un exceso de estimulación (luces, ruidos), manipulaciones, tratamientos y curaciones que, si bien sirven para salvarle la vida, no dejan de ser continuas agresiones... Para el bebé se trata de un pasaje de un estado a otro difícil: de un medio tranquilo a un medio hostil. Deja el acogedor vientre materno para empezar una dura batalla por sobrevivir, por adaptarse... Una batalla más dura que la de los médicos y enfermeras, y que la de los padres. De hecho, en un medio en el que sobrevivir no es cómodo, el bebé tiene que poner en marcha todos sus mecanismos físicos, psíquicos y emocionales por haber salido antes de tiempo de su hábitat, lo cual ya es en sí mismo un esfuerzo. Cuando los padres se dan cuenta de que es el niño quien necesita superar estas condiciones, cuando toman conciencia de su esfuerzo por salir adelante, entonces dejan de lado su dolor para empezar a pensar en cómo pueden ayudarle..

En este tiempo, el dolor es superado si la madre busca formas de contacto con el hijo, si quiere conocer un poco más al bebé, incluso cuando no se sienta segura de estar capacitada para criar a un hijo o deba hacerlo aún sólo a través de los cristales. Sí, incluso cuando aún no se lo dejen tocar. Algunas madres entrevistadas para este libro, que han tenido hijos con un peso inferior a los 1.200 gramos confesaron sentirse secretamente débiles, frágiles e incompetentes en esta etapa. En tales circunstancias, no es de extrañar que asome la *culpa por sentir que no son capaces de hacer nada* y esto deteriore su autoestima, lo que suele complicar la depresión posparto, si la hay, que puede durar más tiempo debido a la prematuridad de la madre. Es por ello que, si una madre está triste y apesadumbrada, nada mejor que el que esté un rato con su bebé, incluso aunque no pueda con su presencia modificar en mucho la salud de su hijo. Estar cerca de él es ya un placebo emocional que le ayudará a seguir adelante. Porque lo cierto es que en las madres que logran contactar con su bebé, aunque sólo sea hablándole o tocándolo, a pesar de los impedimentos técnicos, el estrés y la ansiedad disminuyen y se frena la espiral de la angustia, que puede desembocar en una mayor depresión. De hecho, los progresos y retrocesos del bebé —qué hace, cómo es, cómo se mueve, si llora mucho o poco—, aunque se trate de un conocimiento que parte únicamente de la observación, acaban siendo un estímulo imprescindible para despertar en la madre la necesidad de cuidar del mismo (si aún no la tiene). Asimismo, este tipo de observaciones ayudan a no disparar la emocionalidad de los padres, fomentando la complicidad y estabilidad de la pareja.

CUANDO LA SALUD DEL BEBÉ PREMATURO SE COMPLICA

La historia de Isabel es tan sólo un ejemplo de los miles de partos prematuros que tienen dificultades. Esto es lo que cuenta su madre:

«Tenía un embarazo que iba muy bien y de repente un día fui al baño y me di cuenta de que tenía una pérdida; me dio pánico porque sólo estaba de 24 semanas. Mi ginecólogo me aconsejó que fuera al hospital, pues necesitaría reposo absoluto, y así lo hice. Estuve un mes de reposo; entré el día 1 de agosto y salí el 31, dejando ingresada a mi pequeña Isabel... Eso fue lo más duro. Isabel nació el 27 de agosto tras 28 semanas de gestación, en el Hospital Universitario de Canarias. Realmente, yo no me lo esperaba, ya había bajado muchas veces al paritorio por falsa alarma, tenía contracciones y siempre me medicaban. Esta vez pensé que sería lo mismo, pero la pequeña tenía muchas ganas de salir a ver mundo y lo hizo mediante una cesárea. Yo sabía que mi niña corría mucho peligro; tuve realmente miedo de que no viviera. Pedí verla, pero no me dejaron, se la llevaron rápido del quirófano porque ya la estaba esperando un equipo de pediatras. Recuerdo que mi marido me dijo que le habían puesto como una burbuja para respirar; después supe que le dieron dos paros cardiacos... A los dos días pude verla. Una doctora me preparó para entrar en la unidad de cuidados intensivos. El impacto fue muy grande. No se veían más que tubos por todas partes para hacer funcionar todo ese cuerpecito; debieron de tirar demasiado de su brazo y se le había puesto negro; al principio no sabían por qué lo tenía así y, al darle los paros cardiacos, pensaron que podía tener relación; gracias a Dios no fue así. Llevaba tubos para respirar, pero aun así nos dio algún sustillo con la respiración; la primera vez que la vi no me pareció tan pequeña ni delgada, y es que Isabel estaba hinchada porque no orinaba bien, y por ello llevaba una sonda, y como todavía no hacía cacas tardaron unos días en venir a darle 2 centilitros de leche. Isabel soportó varias complicaciones: coagulación intravascular diseminada, dos paradas cardiacas, anoxia no especificada, disfunción renal transitoria, membrana hialina, hematoma subdural traumático y anemia posthemorrágica aguda. Ciertamente le iban quitando todas las medicaciones, pero empezaban los miedos por las pruebas que le iban haciendo, esperando resultados... No puedo describir con palabras la alegría de ver que a mi hija le daban de comer y que admitía el alimento, ¡buena señal!, pero aún estaba en la unidad de cuidados intensivos neonatales y por más que tenía una fuerza increíble los progresos eran muy lentos. A los dieciocho días la pasaron a cuidados intermedios; lo que peor llevaba era la respiración, comía ya bastante por sonda, era muy duro no poder estar con ella todo el tiempo y personalmente creo que ella sabía que yo estaba ahí, y más aún cuando iba sabiendo que había pasado por un montón de cosas durante su hospitalización. Hoy nuestros paseos son de casa a las revisiones médicas, casi a diario; sólo le queda superar los potenciales del oído (confío que sólo sea por la inmadurez auditiva del prematuro), pero lo principal es que está sana y salva y con muchas ganas de dar guerra. Isabel es muy simpática y una gran dormilona. ¿Lo más significativo? Que al comer cierra los puños para tener más fuerza al succionar».

Es evidente que el camino del amor basado en los buenos cuidados que emprenden los padres de un niño prematuro no tiene límites. Tampoco acaba cuando el hijo está ya en casa con ellos. A veces es un trayecto más largo. La razón es que un hijo que ha sido prematuro tiene una evolución y un crecimiento con un ritmo particular, progresivo, a veces más lento en algunos aspectos y más rápido en otros. Lamentablemente, en la actualidad, sólo hay en algunos países, como Inglaterra, zonas en los hospitales dedicadas a los padres, con técnicos especializados para explicarles el importante papel que juegan en el desarrollo del hijo, y a los que ellos les pueden contar cómo se sienten. En muchos casos, en estos mismos hospitales los padres encuentran personal especializado que los prepara cuando saben que los niños tendrán secuelas, o simplemente para indicarles qué aspectos se deben tener en cuenta para que sus hijos tengan una mejor calidad de vida, incluyéndoles a ellos, para que puedan superar el dolor. Estas unidades de ayudas también son fundamentales para las madres que se encuentran distanciadas de sus hijos, a veces muy enfermos, incluso graves (enfermedad de membrana hialina, asfixia perinatal severa, bronconeumonías y hemorragias intracraneales), ya sea porque viven lejos o porque son ellas las que se alejan emocionalmente al no sentir deseo de vinculación (se culpabilizan por ello). Bastaría con explicarles a estas madres que el vínculo es un proceso, y que no se trata de algo que ocurre en pocos minutos ni que tiene que ocurrir necesariamente durante un período de tiempo específico tras el nacimiento del bebé cuando éste es prematuro. Se les debería explicar que la relación entre la madre y el hijo (que produce seguridad, sosiego, consuelo y placer) aparece como una consecuencia del contacto y de los cuidados diarios que suministran al pequeño. A veces la madre no se da cuenta de que se está formando ese vínculo con su hijo hasta que observa su primera sonrisa; entonces, de repente, percibe que le invade un profundo sentimiento de ternura y dicha.

Los bebés que han sido prematuros extremos no suelen dar ninguna señal de respuesta ante la presencia de los padres. O, mejor, digamos que no pueden mostrar gesto alguno de que los reconocen, debido a su fragilidad. ¿Cómo se sienten entonces éstos? Como se ha explicado, algunos padres pueden alejarse emocionalmente, otros sienten que sus hijos son feos, demasiado pequeños, o que están malformados, simplemente porque se muestran laxos. Pensamientos absolutamente normales que sólo duran un tiempo y que sólo tienen que ver con el miedo a que al pequeño le ocurra algo terrible, en especial si el bebé está enfermo o está pasando por alguna complicación que no comprenden.

> Muchos padres de niños prematuros no saben que la inmadurez es sólo eso, inmadurez. Si el bebé tiene bajo peso, es probable que la madre sienta que nunca está sano, pero eso no significa que su hijo no lo sea. Hoy muchos bebés prematuros no tienen complicaciones durante el tiempo en que están ingresados. Por esta razón,

→

durante las primeras cuarenta y ocho horas, en las que los padres aún sienten el *shock* del parto anticipado, los médicos dan poca información, porque, si se la dieran, todavía la prematuridad sería más difícil de asumir. Por otra parte, no hay que olvidar que el complejo lenguaje médico a veces crea un mayor abismo entre los padres y el equipo de salud, y que si los mensajes no se comprenden, entonces crece el temor a la muerte y a las secuelas, se fortalece la desesperanza, la inseguridad, y se inhibe el deseo de saber, ya que suponen que las respuestas serán dolorosas. Es evidente que si lo que se desea es cambiar la estrategia de comunicación, habría que escuchar más a los padres. Ninguno de los que hemos tenido hijos prematuros hemos sido escuchados en nuestro dolor ni hemos estado preparados para asimilar grandes dosis de información por más que estuviéramos preparados en otros campos. Durante las primeras horas, a veces resulta imposible salir del *shock* producido por la urgencia del parto y lo único que nos importa es la salud del bebé y que hay impedimentos para ver a nuestro hijo. Sólo a partir de los cuatro días posteriores al nacimiento, algunos padres pueden ser más condescendientes con médicos y enfermeras, porque consideran que de ellos depende la vida del hijo; otros, por el contrario, puede que se muestren agresivos y fuera de control, porque tienen la fantasía de que son los médicos los que les han quitado el derecho de ver al bebé. Estas actitudes agresivas hacia el personal médico están siendo muy estudiadas por profesionales sanitarios, que comprenden hasta qué punto la fantasía del hijo sano impide el paso del bebé real a la mente de los padres. Es cuando tienen oportunidad de tocarlos y cuidarlos por primera vez cuando la tensión disminuye.

No es raro que durante los primeros contactos tanto algunas madres como algunos papás se sientan incapacitados para el cuidado de los hijos, incluso extraños. Esta negación de contacto es sin duda un mecanismo de defensa. Alrededor de los quince días posteriores al ingreso casi todas las madres entrevistadas habían buscado más contacto con el bebé y algún tipo de comunicación, y es probable que, dependiendo del peso y de la salud de éste, la madre alrededor de ese tiempo ya pueda sentirse integrada a las necesidades del hijo, extrayéndose su leche o dándole de mamar. En esta etapa, como cada vez hay más contacto, la obsesión por el peso va desapareciendo poco a poco, y tanto la madre como el padre van descubriendo el temperamento del bebé. La percepción de la fragilidad del hijo empieza a cambiar de este modo. Son capaces de ver que es un bebé bellísimo e increíblemente activo. La necesidad interior por establecer un vínculo afectivo es probable que aparezca en esta etapa. Si los padres chocan con la inmadurez neurológica del hijo, porque tal vez todavía no puede girarse al oír la voz de la madre o abrir los ojos (lo que crea la sensación de no ser correspondidos), se suele generar en ellos sentimientos de tristeza y soledad transitorios que disimulan por estar en un entorno en el que no hay privacidad.

DIEZ REFLEXIONES DE EXPERTOS

1. Es importante que los padres sientan que están siendo bien informados. Lo ideal es que la información provenga de las personas que cuidan directamente del bebé o de personal especializado para tratar con los padres.
2. Si tienen dudas, los padres no deberían tener miedo a la hora de hacer preguntas. La información ayuda a proteger mejor al bebé. Lo mejor es llevarlas escritas. Si hay aspectos de la explicación que no se entienden, pueden pedir que se les

explique con un dibujo, especialmente si se trata de un órgano afectado del bebé. Obviamente, informarse y preguntar no implica molestar al equipo médico todo el tiempo. En cualquier caso, lo mejor es solicitar un día y una hora para conversar.

3. Es normal que los padres se sientan inseguros durante las primeras horas posteriores al parto.
4. La madre y el padre disponen de una herramienta única que ningún médico tiene: un amor incondicional.
5. Pensar en la fragilidad del bebé que no nace a término quita perspectiva. Lo importante es que los padres atiendan las necesidades que el bebé tiene en el presente.
6. No todos los bebés prematuros reaccionan del mismo modo ante la ausencia de la madre. Es por esto que cada familia deberá investigar mediante la observación el modo de reaccionar que tiene su bebé.
7. Todos los bebés prematuros de menos de 1.500 gramos son de apariencia frágil, a menudo más de lo que en verdad son.
8. Es normal que los bebés prematuros pierdan un poco de peso apenas nacidos, pero luego lentamente lo recuperan.
9. Hay que intentar que el hospital donde está ingresado el bebé permita a los padres ver a sus hijos las veinticuatro horas. Por fortuna, en muchos hospitales de nuestro país esto se ha logrado.
10. Los médicos y las enfermeras no son los padres del bebé, son personas altamente preparadas que intentan en todo momento poner los medios necesarios para que vuestro hijo evolucione y se desarrolle sin problemas. Los únicos padres del bebé sois vosotros.

Capítulo II

QUÉDATE A MI LADO…

Cómo me apena el verte llorar,
toma mi mano, siéntela.
Yo te protejo de cualquier cosa,
no llores más, aquí estoy.

Fuerte te ves, pequeño estás,
quiero abrazarte, te protegeré.
Esta fusión es irrompible,
no llores más, aquí estoy.
(…)

PHIL COLLINS, «En mi corazón vivirás»

«Mis tres hijos, Lara, Julia y Fabián, nacieron con casi siete meses de embarazo —dice Carlota—. Hubo que practicar una cesárea. Después del parto no los pude ver, pues ya estaba yo también en la unidad de cuidados intensivos. Cuatro días después del nacimiento de los bebés, Fabián falleció en mis brazos, no iba a permitir que se fuera solo. Sentí un profundo dolor… que hasta el día de hoy siento. Aprendí a vivir con él, a llevarlo dentro de mí. Ha sido el momento más doloroso de mi vida, pero no podía caer. Estaban mis hijas y necesitaban de una madre dispuesta a luchar con ellas. Esos cuatro meses prácticamente vivimos en la clínica. En casa estaba mi hijo mayor Raúl, que casi tenía 4 años, que no comprendió la situa-

ción. El tiempo que estábamos en el hospital no sólo atendíamos muchas de las necesidades emocionales y físicas de las niñas acariciándolas, masajeándolas, practicando contacto piel a piel, hablándoles, cantándoles nanas... sino que creamos una red para ayudar a otros padres. Encontramos a muchas madres y padres dispuestos a entregarse y a compaginar su trabajo con el de ser portadores de una palabra de aliento para aquellos que lo necesitaban. Cuando nuestras hijas aún no llegaban a los 2 kilos de peso, sus condiciones de vida eran estupendas y fueron dadas de alta. Igualmente seguimos en la misma línea de atención con las niñas y, más aún, las teníamos casi todo el día pegadas a nuestro cuerpo; mis hermanas me ayudaron mucho en esto. También mi esposo y yo continuamos trabajando y formamos un grupo de ayuda para padres de niños prematuros, tanto los que pueden tener alguna secuela como los que no, para que comprendan lo importante que es el contacto con sus hijos y, en casos como el nuestro, para que los niños muy graves estén acompañados hasta el último momento por su madre».

EL ANDAMIAJE AFECTIVO

Recientes estudios han demostrado que existe una relación directa entre el contacto madre-hijo y la recuperación neurológica de los bebés prematuros. El doctor Adolfo Gómez Papí, médico neonatólogo del Hospital Juan XXIII de Tarragona, pionero en la lactancia materna en niños prematuros y en método «madre canguro» en España, al que he tenido el honor de entrevistar, afirma que «el cuidado de los padres es fundamental para el desarrollo neurológico del bebé prematuro». Para el eminente médico, «el contacto precoz entre el recién nacido y su madre y, sobre todo, la lactancia materna a demanda impregna al bebé de afecto que, se sabe, es para él un estímulo más importante que el alimento».

Otros estudios fundamentales y fascinantes en este sentido son los trabajos del médico psiquiatra y neurobiólogo de la Universidad de California Allan N. Schore, profesor asociado de la Escuela de Medicina de la UCLA, que ha demostrado que el cerebro derecho crece más cuando el bebé recibe afecto, un crecimiento que se prolonga durante los primeros dos años de vida. En este sentido, el afecto y el apego del niño con sus padres durante los primeros años de vida no sólo influyen en el estado psicológico del niño, sino que juegan un importante rol en el desarrollo físico de su cerebro. Para el doctor Schore, que ha tenido la amabilidad de facilitarme material importante, tanto propio como de otros colegas, para este libro, el llamado primer aprendizaje es fundamental, porque es entonces cuando se desarrolla físicamente el hemisferio derecho del cerebro. Primero el bebé percibirá las diferentes expresiones de la madre, luego irá reconociendo las distintas emociones… El camino no es otro que reconocer las emociones a partir del lenguaje no verbal, primero, para después reconocer el lenguaje verbal, lo cual facilita la comprensión de las emociones de los demás, y después las propias. El neurobiólogo especialista en el desarrollo del cerebro de niños prematuros establece en su estudio que, si lo anterior no se consigue, el cerebro del niño no estará preparado para comunicarse emocionalmente con otros; por lo tanto, éste sufriría conflictos afectivos intensos y frecuentes, tendría una autoestima frágil y le costaría adaptarse a las demandas de su entorno. Por el contrario, si la madre trata a su hijo con afecto y se preocupa tempranamente de sus necesidades, si le ayuda a calmar el estrés, el bebé contará con las condiciones para un óptimo desarrollo cerebral a pesar de estos condicionamientos previos.

Según el doctor Allan Schore, es la relación con la madre lo que promueve las condiciones en las que las conexiones cerebrales del hemisferio derecho crecen y se fortalecen, lo que permite aumentar la capacidad de recuperación del cerebro después de eventos traumáticos. «Gracias a esto, el niño, al crecer, será capaz de resistir el estrés y las tensiones, además de ser empático con los demás», explica Allan Schore. Pero hay más: el neurocientífico señala que un cerebro con las neuronas bien conectadas no sólo es capaz de entender lo que le ocurre a los demás, sino también lo que le pasa a sí mismo a través de poderosas introspecciones, lo cual significa que puede magnificar las experiencias y emociones positivas, al mismo tiempo de reducir el impacto de las negativas. Según el científico, la falta de contacto materno en esta etapa puede conllevar a largo plazo depresión, angustia o agresividad.

Sin duda, los trabajos de Allan Schore proporcionan una nueva mirada al papel de los padres en las unidades de cuidados intensivos y también para el momento en que el niño se va a casa con sus padres. Un camino similar transitan las investigaciones del neurobiólogo Seth Pollak, de la Universidad de Madison. Para Pollak, cuyos estudios no hacen sino reafirmar los trabajos de Schore, la falta de cariño de los padres puede dificultar el correcto funcionamiento biológico y neurológico, lo que traería consecuencias desde el punto de vista social, por ejemplo en la habilidad del niño de formar lazos sociales. Según el doctor Pollak, la inexistencia de cariño en los niños afecta su neurobiología, y lo mismo ocurre cuando reciben un cariño pobre o cuando están imposibilitados de formar lazos sociales

→

normales. Por ejemplo, cuando los padres se desentienden de un niño que ha nacido prematuramente. Si bien no se trata de un daño permanente ni irreversible, siempre se está a tiempo para dar cariño; es fundamental que los padres no piensen que los bebés prematuros están incapacitados para recibir afecto.

SUPERANDO BARRERAS INVISIBLES: LOS PRIMEROS CONTACTOS CON EL BEBÉ

Cuando Katie y Luis vieron a Lautaro en la incubadora, el amor y el dolor que sintieron fueron indescriptibles: «Recuerdo que me quedé mirándolo —dice Katie— con la cara y las manos apoyadas en los cristales de la incubadora. Para mí era un bebé perfecto, aunque su riesgo de no sobrevivir aún era muy alto. No podía ser que no hubiera nada que yo pudiera hacer, ¿sólo mirarlo y esperar?... Y cada día volver a casa sin él. Esto era lo más difícil de soportar. Así estuvimos un par de semanas, hasta que recibimos una llamada telefónica del hospital para avisarnos de que Lautaro sería trasladado a otra unidad de cuidados intensivos mejor equipada para este tipo de controles, y que en unas tres horas ya podríamos ir a verlo allí. Lógicamente, pensé lo peor, pues nadie me había explicado entonces que los hospitales disponían de incubadoras especiales para este tipo de traslados. Apenas llegamos, la enfermera que estaba a cargo de los controles de Lautaro me dio el parte médico: ¡había logrado en un día 10 gramos y su estado de salud seguía siendo estable para las condiciones de inmadurez en que se encontraba! Debo decir que durante el tiempo que duró su estancia hubo muchos avances y pocos retrocesos respecto a su estado de salud.

Sin embargo, cuando estos últimos se producían, repercutían dentro de mí como si se tratara de algo insalvable. La apariencia frágil de nuestro bebé hacía que permanentemente yo temiera por su vida. Y más miedo sentía cuando tras buscar respuestas descubría que no tenía medios para recibir una mayor información. En primer lugar, me sentía incapaz de entender en toda su dimensión cuál era el impedimento para que de una vez por todas me dijeran "ya no hay ningún peligro" o "tu hijo está bien". En segundo lugar, porque la incertidumbre era permanente, ya que los informes médicos sobre la salud de mi bebé podían variar de un momento a otro. En verdad, tenía demasiadas preguntas y muy pocas respuestas, y sin duda necesitaba resolverlas desde una perspectiva menos científica y más humana. Necesitábamos ser fuertes. Aún quedaba mucho camino por recorrer. Nuestra única pregunta era cómo era posible ayudarlo... entonces nos dimos cuenta de que teníamos que empezar por conocerlo un poco más y tener más contacto con él».

IDENTIFICAR LOS RECURSOS QUE USA TU BEBÉ

Roxana es la madre de Lucas, que ya pesa casi 1,5 kilos. Generalmente es un niño despierto y no parece tenso, excepto cuando le han tenido que pinchar para alguna prueba. Entonces su madre se da cuenta, lleva tanto tiempo observándolo y dándole afecto con el contacto piel a piel que sabe perfectamente cuándo está disgustado.

Los trabajos de la doctora Heidelise Als, pionera en la observación de las claves físicas y del comportamiento en prematuros, han ayudado a muchos profesionales y a padres a comprender por medio de los signos y síntomas del bebé si éste se encuentra en situación de bienestar, malestar, estabilidad, etcétera. Comprender el estado emocional del bebé ha sido sin duda uno de los pasos más importantes dentro de la psicología de los niños prematuros. Entre estas claves están el tono muscular, la flaccidez, la postura, la posición de los brazos, el color de la piel, el ritmo cardiaco, la transición del sueño al llanto, entre otros... No obstante, mientras el bebé esté en la unidad de cuidados intensivos o en cunas térmicas siempre será el equipo sanitario el que determine cuándo los padres pueden empezar a proporcionar cuidados, aunque hoy día se acepta que una madre le diga a una enfermera o a un médico si nota un comportamiento extraño en su hijo.

Si los médicos creen que no hay riesgo para el bebé, entonces propondrán a los padres empezar a atender las necesidades del hijo cuanto antes, turnándose en diferentes horarios si ambos trabajan. Por fortuna ya hay leyes que permiten que las madres trabajen mientras sus hijos prematuros están ingresados y así poder pedir la baja por maternidad cuando se produzca el «segundo nacimiento», un derecho que también incluye a los padres.

Tanto la madre como el padre deberían ser informados de que, según recientes estudios, cuando el contacto entre el bebé y ellos es tardío, esto no sólo repercute en aquél sino también en la pareja, que puede acabar convenciéndose de que existe algún problema insalvable en la relación y tener enfrentamientos debido al dolor que cada uno atraviesa en silencio y por separado. Si lo que les inhibe es la inseguridad y la ansiedad frente a un bebé prematuro, es importante que sepan que se trata de emociones y sentimientos absolutamente naturales y que la única manera de superarlos es comenzar con suaves contactos, por ejemplo, rozando las manitas del bebé o los pies... porque incluso las emociones más contradictorias y los temores más inconfesables no sólo no duran más que un par de días sino que se disipan a medida que el bebé va ganando en salud. El problema sobreviene cuando los padres no hablan de lo que sienten; entonces las repercusiones emocionales relacionadas con la prematuridad pueden condicionar la relación entre ellos y con el hijo, incluso hasta cuando éste tiene 2 o 3 años, porque lo cierto es que se trata de una crianza a menudo difícil. He conocido casos en que los padres de bebés prematuros revivían miedos antiguos relacionados con la prematuridad una y otra vez, por ejemplo, frente a un resfriado; el mismo temor que habían experimentado durante las primeras semanas de vida de su hijo volvía a aparecer cuando éste ya tenía 4 o 5 años. Con esto quiero significar que si la tarea más difícil de sobrellevar son los altibajos por los que puede atravesar el bebé (como problemas pulmonares, hernias, infecciones..., incluso las pérdidas de peso), los padres potenciarían sus capacidades de cuidados y su estabilidad emocional si hablaran de sus propios miedos.

«ME CALMA TANTO TU VOZ, MAMÁ»

Si bien es verdad que los bebés prematuros necesitan cuanto antes contacto físico con la madre, mientras éste no se permite existen otras formas de estimular una relación positiva con el bebé, porque lo cierto es que el bebé necesita saber que su mamá está ahí, paulatinamente, siempre despacio, a su ritmo. Este ritmo lento de acercamiento permite, paradójicamente, que los bebés prematuros mejoren a pasos agigantados. Y es que de lo que se trata es de aprovechar al máximo los momentos en que la mamá y el papá están a su lado. Porque, desde que se produce el parto, es necesario transmitirle al pequeño tranquilidad y seguridad. Sabemos que no es fácil ser madre o padre de un bebé prematuro del que se está separado, pero no hay que dejar de regalarle las formas de contacto que están en nuestras manos. Una de estas formas de contacto es permitir que escuche una o dos veces al día la voz de mamá grabada en un mp3 cuando ésta no está, y, cuando esté presente, puede cantarle suavemente, con voz más bien grave, por las aberturas de la incubadora. La voz de la madre no sólo lo tranquiliza sino que le da seguridad, ya que se trata de un sonido conocido. También puede decirle palabras cargadas de afecto; no importa que no tengan sentido, lo importante es que resuenen en su interior. El bebé no tardará mucho en reconocer la voz de la madre y posteriormente la del padre, y también el olor. Es importante estar con el bebé con tranquilidad, ponerse la máscara de protección y ubicarse del lado de la abertura hacia donde está la carita del pequeño, porque de lo que se trata es de disfrutar juntos del contacto con los sonidos. Compartir esos momentos en un espacio íntimo, tranquilo, en el que nada es más importante que el contacto. A la mamá o al papá no debe importarles que otros papás y mamás no lo hagan; al bebé le fascinará escuchar la voz de la madre y sentir su olor. No hay que olvidar que cuando el bebé estaba en el seno materno sentía los ruidos fisiológicos de su madre. También estaba en contacto directo con las paredes del saco amniótico, con lo que tenía estimulación táctil dentro del vientre materno. Desde el punto de vista postural, tampoco habría que olvidar que el útero materno le proporciona al feto la flexión global de su cuerpo, favorece el desarrollo en la línea media, la contención y, por supuesto, la comodidad necesaria. Al nacer prematuramente y ser dramáticamente privados de este medio ambiente seguro y acogedor pierden la estimulación que necesitan para completar su desarrollo. De ahí que la voz de la madre y las caricias sean tan importantes para el bebé, ya que se trata de sensaciones que le proporcionan seguridad. Incluso a algunos papás y mamás lo que más les agrada es contarles cosas que han hecho antes de estar con ellos o que harán después, jugando con los tonos de voz. Si desde que el bebé está hospitalizado la madre permite que el padre intervenga en este tipo de contactos, siempre que hagan la estimulación por separado, uno cada vez, esto ayudará a que las sesiones de contacto curativo continúen cuando el bebé ya esté en casa con la participación de ambos padres.

Mientras dure esta etapa en que únicamente se le puede ver a través del cristal, es interesante dejar grabada en un mp3 aquella canción que tanto le gustaba a la mamá durante el embarazo y que repetía una y otra vez mientras paseaba o se duchaba. Y es que un bebé prematuro, aunque sólo tenga 5, 6, 7 u 8 meses de gestación, os está enseñando, posiblemente, que es mucho más disciplinado que vosotros. Ésta es una de las primeras lecciones que aprenden los padres: la de aprender de la fortaleza del bebé y de sus ganas de vivir, incluso cuando los padres no están a su lado.

No hay que olvidar que el bebé ya ha comenzado a escribir su historia, si bien con cierta antelación, pero esto no es motivo para no darle todo lo que necesita a fin de que pueda superar satisfactoriamente muchas etapas presentes y futuras. El primer día que yo hablé con mi hijo, él se encontraba muy inquieto y tenía una expresión de malestar difícil de definir. Recuerdo que, como aún no lo podía ni siquiera tocar unos segundos, me acerqué y le hablé, como en un susurro, con voz suave y serena, de todo lo que había estado haciendo horas antes de llegar a su lado. Él estiró un pie, intentó abrir los ojos y un rato después se durmió. Su expresión también había varia-

→

do significativamente y parecía un poco más relajado. En ese momento, no sólo me di cuenta de que me escuchaba, sino de que el cordón que nos unía me ayudaba también a mí a reconstruir mi nueva identidad como madre. Entonces decidí que si no podía hacer otra cosa haría una agenda personal para el bebé mientras no fuera posible tocarlo. En una agenda se puede apuntar sobre cómo es, qué hace y cómo reacciona; es un modo de iniciar el complicado camino del conocimiento y de la intuición, de fortalecer el lazo invisible que une a los padres con su bebé. Se trata, pues, de observar sus formas, la posición de sus extremidades, cómo mueve sus pies y sus manos, si gira la cabeza, cuándo se muestra inquieto y cuándo tranquilo... Luego de hablar con él, ¿cómo se comporta, cómo está, ha cambiado algo? Poco a poco empezaréis a conocerle, os iréis familiarizando con su aspecto y sus gestos. El trabajo de elaboración de esta agenda será de gran ayuda incluso en el momento del alta hospitalaria, cuando se necesite tener los conocimientos y la confianza suficientes como para seguir los cuidados en casa.

CONTACTOS CURATIVOS

¿Por qué estar con el padre o la madre acelera el desarrollo y mejora las constantes vitales? Posiblemente una de las razones más extendidas es que ayuda al bebé a autorregular el estrés al que está sometido en la unidad de cuidados intensivos. Para Peter A. Gorski, médico pediatra del desarrollo y comportamiento, asistente en la Escuela de Medicina de Harvard, el estrés al que está sometido un bebé inmaduro podría interferir en su desarrollo, en sus estados conductuales y en la capacidad de desarrollar respuestas adaptativas; incluso muchos de los problemas críticos que se dan en los sistemas respiratorio y cardiocirculatorio que presentan los neonatos mientras se encuentran en una unidad de cuidados intensivos son los intentos que ellos mismos realizan para poder adaptarse al medio ambiente extrauterino y a la agresión que significan la mayoría de los procedimientos médicos. En este sentido, y debido a que el entorno de las unidades de cuidados intensivos neonatales no les proporciona una estimulación extrauterina apropiada, sometiéndolos a un ambiente estresante y difícil de sobrellevar, el contacto con los padres adquiere aquí una dimensión más que importante. Los niños prematuros son particularmente vulnerables y sensibles a estímulos como la fuerza de gravedad, el ruido, el dolor, la luz y las manipulaciones, y el tener que adaptarse a ello hace que el bebé utilice parte de la energía necesaria para su crecimiento. Para autoprotegerse de las demandas del medio ambiente externo ellos ponen en marcha conductas defensivas que se manifiestan como signos de estrés y autorregulación.

Desde el momento del nacimiento, la mayoría de los bebés prematuros han comenzado a recibir estímulos del mundo que les rodea. Otros ruidos, otros aromas, frío, calor. Para estos bebés muchas cosas han cambiado de repente. Su medio ya no es un espacio cálido, seguro y capaz de contenerlo, sino el de una incubadora, donde en mayor o menor medida tiene que ser tocado para poder sobrevivir; también hay más luz y mucho ruido. En muchos hospitales de nuestro país, por fortuna, el equipo médico es consciente de esta sobreestimulación y del estrés que ello conlleva; de ahí que este estrés del prematuro esté siendo estudiado por pediatras de todo el mundo.

UNA TÉCNICA QUE A MENUDO DA BUENOS RESULTADOS

Ya se ha hecho hincapié en que antes de tocar a un bebé prematuro hay que ver su estado: si está excitado, sobreestimulado o nos muestra señales de que prefiere estar tranquilo. Si el bebé lo permite, una técnica que los ayuda a relajarse cuando aún no pueden salir de la incubadora consiste en frotarse las manos, separarlas y volverlas a aproximar hasta notar calor. Aproximadlas de un modo lento y progresivo hasta colocarlas suavemente sobre el cuerpo del bebé, pero sin tocarlo. Tened en cuenta que si lo hicierais muy rápido él puede sentirse invadido, ya que si está nervioso esto puede contribuir a desorganizarlo aún más, es decir, acelerando su ritmo respiratorio o produciendo apneas (detención momentánea de la respiración). Incluso ni siquiera hace falta que apoyéis en él toda la mano; es mejor mantenerla a una distancia de milímetros, ya que para él esta forma de contacto es mucho más fácil de percibir. Los bebés prematuros son muy sensibles a los estímulos táctiles. Si hay señales de que está tranquilo, entonces se pueden apoyar las manos suavemente. Cualquier movimiento puede ser para él demasiado estimulante, así que es mejor colocar una mano en la cabeza y otra en los pies. ¡Él necesita sentirse seguro, protegido y contenido, y con eso ya le alcanza! Como vuestra intención es calmarlo, otra opción es colocar una mano sobre la cabeza y la otra sobre las nalgas, o bien una mano sobre el tórax y otra sobre las nalgas, con intención de transmitir calor, amor y seguridad. Mantenedla así unos instantes hasta que notéis que su piel ya no es traslúcida ni azulada y que su respiración es más baja. Éste es un buen signo de relajación en los bebés prematuros. Al retirar las manos también es importante que lo hagáis de forma lenta y progresiva, ya que si lo hicierais muy rápido podría experimentar una sensación de abandono. Esto último es muy importante, porque al retirar las manos suavemente la sensación de contacto dura aún una fracción de tiempo. El bebé seguirá notando tu presencia.

SEÑALES DE QUE EL CONTACTO NO LE AGRADA AL BEBÉ

Algunas señales de las que envía el bebé cuando no está cómodo ni tranquilo o está siendo sobreestimulado pueden ser comprendidas y captadas por los padres. Pueden ser una o varias. Las más destacadas son:

- Frunce el ceño.
- Mantiene los labios apretados.
- Lleva a cabo movimientos de torsión (se arquea hacia atrás).
- Arquea el tronco.
- Se le producen cambios de color en la piel.

Por el contrario, también hay que tener en cuenta los signos de autorregulación, pues el bebé buscará formas de organizarse para calmarse, recuperarse del estrés, como llevar a cabo la succión intensa para calmarse, moverse buscando el contacto o moviendo las manos hacia la boca. Quizás por esto, para que la mamá conozca poco a poco al bebé, lo ideal es tocarlo primero con un dedo, apenas rozándole. Si acepta este primer contacto, tal vez se le pueda tocar con una mano en la cabeza y la otra en la espalda; o bien en la espalda y en las nalgas, mientras está en la incubadora. Se trata de contactos sin movimiento, pero sumamente beneficiosos. Lo importante es no llevarlos a cabo si el bebé no lo permite. Es aconsejable incluso tocarlo *siempre de la misma manera durante una semana*, para que asimile que se trata de alguien que no le procurará ningún dolor físico y que se sienta confiado.

En cualquier caso, aunque las caricias curativas cambien de forma, siempre tienen como fin:

- Aprender a conectar conscientemente con el bebé.
- Ayudar a que la madre conozca un poco más a su pequeño y se conozca a sí misma durante el contacto.
- Permitir que el bebé se sienta confiado, más seguro, y que pueda encontrar su propio límite corporal.

Es evidente que estos contactos en ningún caso pretenden sustituir el trabajo de los médicos, pero de lo que no hay duda es de que ayudan al bebé para que pueda desarrollarse e interactuar satisfactoriamente con sus padres a medida que vaya recuperándose. La mayoría de los bebés prematuros saben distinguir pronto la diferencia de contacto entre sus padres y otras personas, y después de un tiempo también entre las maneras en que son tocados por el padre o por la madre. Estos contactos, a largo plazo, también ayudan a sanar su imagen corporal, es decir, a reacomodar la idea que tendrá sobre su propio cuerpo.

LAS CARICIAS AL BEBÉ QUE NUTREN A LOS PADRES

Cada vez que los padres tienen contactos curativos con sus hijos prematuros también se benefician ellos. Es importante que primero se le pida permiso al bebé para llevar a cabo este «tocarlo apenas». Pedirle permiso no es otra cosa que descubrir si a él realmente le agrada ser tocado en ese momento o si lo mejor es dejarlo descansar. Si, como madre o padre, percibes que él *lo acepta*, frótate las manos para que estén calientes y dile en voz alta: «¿Puedo tocarte?» Sí, aunque el bebé no entienda esta pregunta, es importante para los padres en la relación con su hijo y deben hacerla en voz alta.

Cuando los padres hayan logrado un buen contacto con el bebé mediante caricias puede ser hora de buscar su *zona mágica*, es decir, aquella parte de su cuerpo que hayas elegido tocar siempre del mismo modo para que sepa que eres tú y no otra persona quien lo está tocando. Los contactos en la «zona mágica» no deberían durar al principio más de cinco minutos. Cuando vayas a apartar tu mano dile cuánto lo amas, o una frase que a ti te agrade, o entona una melodía. Con el paso de los días podrás pasar suavemente ambas manos desde su cabeza, por el costado de su cuerpo, hasta los pies. La continuidad de estas caricias ayuda en el futuro a estos bebés que han sido tan manipulados a adquirir igualmente una imagen corporal positiva. De hecho, al pasar las manos por el contorno del cuerpo del bebé se le ayuda a que comience paulatinamente a tomar conciencia de su límite corporal. Es importante que la madre practique estos contactos curativos a medida que observe cómo se comporta el bebé, qué señales no verbales está enviando, qué intenta decir con su lenguaje no verbal, o si es necesario reajustar algo. Seguramente, algunos padres se preguntarán por qué hay que tener tanto cuidado en este tipo de contactos si de hecho no hay que tomarse tanto tiempo para pasarle el aceite de almendras dulces por la piel o cuando salen un ratito de la incubadora para estar piel contra piel en el pecho de mamá o papá. El objetivo es enseñar al bebé a que note la diferencia entre otro tipo de manipulaciones y las hechas con amor por los padres. Estos *contactos que sanan* están dirigidos a:

- Crear la conciencia del límite.
- Dar un nuevo mensaje a las partes de su cuerpo que pudieron ser vividas con una sensación de displacer.
- Captar sensaciones que a veces las mamás no sabemos transmitirles de otro modo más que por medio del tacto.

Por último, los padres deberían intentar que a medida que se incorporen otras zonas del cuerpo para ser tocadas o se introduzcan movimientos de las manos en el contacto, éstos sean siempre suaves y progresivos. También es importante que cuando se comiencen a mover las manos el recorrido sea en un solo sentido, para que la dirección del movimiento sea siempre hacia la *zona de vaciado corporal*, desde el centro del cuerpo a la periferia y desde arriba hacia abajo.

A veces, a los bebés prematuros les agrada un suave masaje en los pies y que luego se les sujete primero un pie durante aproximadamente uno o dos minutos y después el otro.

También puede ser que necesite que se le calme acariciándole las piernas desde los muslos hasta los tobillos. Este contacto puede hacerse con el dedo índice y el pulgar, descendiendo suavemente a lo largo de la columna vertebral hasta sus nalgas, apenas tocándole, y luego hacia las piernas.

Los brazos y las manos son una parte del cuerpo muy delicada para ellos; a veces es más conveniente comenzar por contenerlos, colocando suavemente nuestra mano sobre una de las suyas. Después de varios días de hacer esto, puedes comenzar a acariciarlos suavemente desde los hombros hacia las manos, siempre con un contacto que apenas les roce.

Lo importante, en cualquier caso, es dedicar varios días e incluso semanas a la misma zona. Piensa que tu bebé ha sido muy tocado por personas desconocidas para él y necesita descubrir *nuevos mensajes positivos* cada vez que le acaricies, sostengas o hables con él; debes saber que él lo captará como una experiencia global, predominantemente sensorial, es decir, integrando la emocionalidad de los padres en el conjunto de la experiencia. En esta primera fase de su existencia, probablemente nada ha sido muy tranquilo para el bebé. Además, él está siempre «trabajando». Sólo basta con mirar los grados que registra una incubadora, una temperatura de 32º a 34º, para que a él le sea posible mantener su temperatura corporal de 36,2º hasta 36,7º. ¡Una cosa tan simple es para él todo un desafío! Pero esto no significa que esté incapacitado para recibir amor.

> Para Carrie Strauch, terapeuta ocupacional del Hospital Lenox Hill de Nueva York, departamento de neonatología y pediatría, que ha tenido la amabilidad de que la entrevistara en varias ocasiones para este libro, «es conveniente que los padres realicen masajes hasta dos veces al día durante por lo menos diez minutos, siempre que los médicos lo permitan». La terapeuta Strauch no se muestra taxativa a la hora de indicar una posición para que el bebé esté más relajado en la incubadora. Para ella, si bien es mejor que esté en una posición de flexión en lugar de extendida, no hay que olvidar que todo depende de lo que digan tanto las enfermeras como los médicos, ya que la necesidad médica siempre irá por encima de las «posturas más relajantes». En el hospital para el que ella trabaja tienden a colocar a los niños con los brazos y piernas extendidos, pero lo cierto es que los bebés buscan encogerse cuando pueden moverse un poco más. En casa, la terapeuta recomienda a los padres que los niños duerman boca arriba para prevenir el síndrome de muerte súbita. Pero hay más datos que nos ofrece desde su experiencia: debido a que muchos prematuros tienen problemas con los procesos senso-

→

riales, y esto puede afectar el dormir, el comer y el movimiento, en esos casos es mejor que los padres pidan ayuda a un profesional, para no asustarse ante situaciones que pueden ser normales en niños muy prematuros; por ejemplo, «la rigidez de las piernas es muchas veces normal, con mucha extensión, porque sus músculos "trabajan" más de lo que deberían y les cuesta la flexión. Esto evidentemente tiene que ver con el poco tiempo que están en el útero y la madurez o inmadurez del sistema nervioso», teniendo en cuenta que los padres pueden ayudarlos mucho con los masajes especiales para niños prematuros.

PRIMEROS CUIDADOS PRÁCTICOS: EL CAMBIO DE PAÑAL

Es probable que, mientras el bebé no se muestre muy activo por su inmadurez, el padre o la madre se sientan inhibidos al tener que cambiarle un pañal. Un truco que hemos aprendido todas las madres de niños prematuros consiste en introducir primero dentro de la incubadora todo lo que se necesita, como el pañal limpio y las gasas para la higiene; de lo contrario, habrá que dejar las puertas de la incubadora mucho tiempo abiertas y el bebé puede perder calor. Por fortuna, en la actualidad hay pañales y ropa de algodón para bebés prematuros, de diferentes tallas. Antes de cambiarle el pañal es muy conveniente para él que la mamá o el papá coloque una mano durante unos instantes en la *zona mágica, aquella en la que desde hace unos días colocas tu mano sin apoyarla casi* y sin moverla. Seguidamente es importante observar cómo está el bebé. Si está boca abajo hay que cambiarlo de posición, así que, si eres diestra, utiliza esta mano para rotar su cuerpo. La mano izquierda servirá para proteger y acompañar el movimiento de la cabeza. Como posiblemente ésta es una de las primeras barreras que se necesitan vencer para poder atender correctamente al bebé (me refiero a aprender a mover a tu hijo hacia un lado y hacia otro, en un espacio limitado como es el de una incubadora), a veces es una buena idea pedir ayuda a una enfermera (o a una mamá que esté muy entrenada) para que les enseñe a los padres cómo hacerlo de la manera más fácil posible. Yo recuerdo que, como me sentía muy insegura al rotar a mi hijo, pasé varias noches practicando cómo colocar mis manos con una toalla pequeña, mojada y retorcida. Así conseguía no sólo el largo adecuado sino también el peso aproximado. Todo lo que hagas para sentirte segura en este sentido es poco.

Hay que tener en cuenta que cuando nuestros hijos son tan pequeños y están en una incubadora, para moverlos de una posición a otra sólo necesitamos saber cómo ubicar nuestros dedos debajo de su nuca, cómo sostener su cabeza y cómo proteger su espalda a la vez, con una sola mano. La otra, es decir, la que se usa generalmente para escribir, sirve para rotar su cuerpo y acomodar su posición.

Si están ambos padres con el bebé, la tarea puede lógicamente simplificarse, ayudándose mutuamente, ya que todas las incubadoras tienen puertas a ambos lados. Cuando vayas a quitarle el pañal sucio, ten en cuenta dos cosas:

- ❒ En ningún momento permitas que la parte adhesiva que sirve para pegar los laterales del pañal toque su piel, ya que fácilmente podría lastimarse. (La piel de los bebés prematuros es muy delicada).
- ❒ Para quitar el pañal sucio —tu hijo deberá estar boca arriba— eleva suavemente su cadera con los dedos de tu mano por debajo de las nalgas. No es conveniente que lo *eleves de*

las piernas. Éstas deben quedar apoyadas en la palma de tu mano. Y lo mismo deberás hacer para colocarle el pañal limpio. Después de que se lo hayas colocado, ciérralo cuidadosamente. Pásale aceite de almendras dulces antes de acabar de vestirlo. No te olvides de ponerle los calcetines y el gorro de algodón, ni de realizar la sesión de masaje en su *zona mágica.*

VOLVER A CASA SIN EL BEBÉ

Una de las pruebas más duras es sin duda cuando los padres deben regresar a casa sin el bebé. Es una sensación que muchas madres y muchos padres describen con frases como:

- «No podré soportar estar lejos de mi niña, estoy a punto de enloquecer».
- «Mi bebé también está sufriendo porque no estoy con él».
- «Lo que más deseo ahora es salir corriendo a estar a su lado. Necesito abrazarlo».

Es evidente que éstas son sólo algunas de las frases que podemos escuchar de las mamás y papás que dejan a sus hijos. Más duras y dramáticas son cuando el bebé ha tenido complicaciones, no gana peso o está atravesando por alguna enfermedad. En cualquier caso, no es momento de tirar la toalla; se trata sólo de una etapa transitoria en la vida de un bebé prematuro. Ya hemos visto cómo otros padres han superado el dolor de irse a casa sin el bebé.

Éstas son algunas sugerencias de los expertos y de personas que hemos pasado por esta triste situación:

→

1. Si vuestro bebé se encuentra a varios kilómetros de distancia, no cabe duda de que lo más angustiante será decidir la frecuencia de vuestras visitas. En esos casos, lo mejor es comunicaros una o dos veces al día con los médicos o el equipo de enfermería que está a su cuidado, e intentar que os den información de primera mano. Por fortuna, en la actualidad, casi todos los servicios de neonatología permiten que los padres visiten a sus pequeños durante las veinticuatro horas, para que puedan tocarlo, acunarlo, cambiarlo y alimentarlo, lo que facilita acomodar horarios y hacer visitas incluso a horas intempestivas.
2. Si por cualquier motivo un día no es posible estar con el bebé, es importante intentar estar más tiempo en el siguiente encuentro. En cualquier caso, es importante no tener pensamientos negativos ni culparse por no poder ir. En su lugar, piensa en las nanas que le cantarás al oído mientras practiques el método «madre canguro».
3. La mamá tiene que tomarse tiempo para sí misma entre visita y visita. Es importante:

   - *Descansar*, para estar más relajada cuando se encuentre junto a su hijo.
   - *Dormir las horas necesarias*, para aprovechar al máximo cada instante
   - *Leer*, para que los pensamientos negativos no le condicionen.

4. Si como madre o padre de un bebé prematuro sentís impulsos ambiguos y contradictorios respecto de la relación que deseáis entablar con él o con vuestra pareja, y hasta parece imposible promover un mayor entendimiento incluso con ésta a causa de la emocionalidad desbordada, tenéis que buscar ayuda. A veces hablar con otras madres y otros padres permite sentirse menos solos. También puede ser de ayuda consultar con un médico o una enfermera para hablar sobre tus miedos y dudas.

→

5. Aunque es difícil aceptarlo, saber la verdad sobre el estado del bebé siempre es mejor que negar la realidad. A veces tan sólo se trata de dialogar más con el otro progenitor y ponerse de acuerdo para hablar más con los médicos. La pareja debe hablar sin prejuicios sobre los sentimientos, teniendo en cuenta que así como la persona perfecta no existe, ni los padres perfectos, tampoco existe el hijo perfecto. Pensad en esto: cuanto más seáis vosotros mismos, mejor podréis diferenciar vuestras emociones de la realidad, y mejor se podrá afrontar el estado real de salud del bebé, una actitud necesaria cuando se atraviesa por situaciones límite. Esto es lo mejor que podemos hacer cuando se tiene un hijo en una unidad de cuidados intensivos: sacar el dolor, que se dirija hacia fuera, no contra nadie, sólo liberarlo. Si en un momento determinado la tristeza da lugar al llanto, o si os sentís impotentes, llorad o hablad; y si os sorprende veros deprimidos por la separación, y el bebé crece y está bien de salud, intentad hacer algo para vuestro bebé, por ejemplo, pintar su habitación, o fabricarle un móvil de colores con figuras divertidas hechas de viejas placas radiográficas a las que se deja en lejía para decolorarlas. Después sólo se trata de dibujar formas, pintarlas con colores vivos y colgarlas de hilos transparentes de diferente extensión para que tengan diferentes alturas.
6. Recordad que los momentos que estéis junto a vuestro bebé deben ser sagrados, para lo cual es necesario que seáis dueños de vosotros mismos también en la distancia. Vuestro hijo es quien está en el otro extremo del cordón invisible que os une.

Capítulo III

HOSPITAL CINCO ESTRELLAS: NIÑOS CON LARGA ESTADÍA

Los bebés se echan para atrás y se repliegan ante toda novedad. Sólo una vez que se sienten seguros se atreven a explorar la novedad y retomar su desarrollo.

BORIS CYRULNIK, *Los patitos feos*

Susana acaricia la cabecita de la pequeña María mientras le da el pecho. Desde hace un mes y medio, María está siendo cuidada en un «hospital cinco estrellas», como dice su madre. Cuando nació con 602 gramos de peso y 24 semanas de gestación los médicos sólo le hablaban de poner los medios necesarios y «esperar la evolución». Es probable que María y su mamá tengan que seguir conociéndose en el hospital tres meses más, pero a Susana esto no le importa, sino sólo que su hija se recupere lo antes posible. Cuando María deja de succionar, su madre la coloca un poco más arriba de su esternón. Ahí la sostiene tapada con una manta, y le canta aquellas canciones que su madre le enseñaba cuando ella era pequeña. A Susana le invade un profundo sentimiento de ternura y dicha cuando está con su hija. «Es —dice— como si el mundo se detuviera cuando estamos juntas».

La mayoría de los padres de niños prematuros saben que no todos los niños prematuros están el mismo tiempo en el hospital. Lo que determina el tiempo de estadía es la edad gestacional del bebé, su grado de inmadurez y las complicaciones que pueda tener, teniendo en cuenta que hay niños que, con los avances de la ciencia, hoy no tienen prácticamente ninguna. Ciertamente, no es lo mismo un bebé que nace con menos de 29 semanas de gestación y con bajo peso que aquel que nace como Paula con menos de 26 semanas de gestación y un peso que oscila entre los 450 y 700 gramos. Los bebés extremadamente prematuros no sólo suelen moverse poco y apenas lloran, ni están dormidos la mayor parte del tiempo; esto es lo que se ve; lo que no se ve es que suelen tener complicaciones en su salud. Así y todo, lo que quizás los padres desconocen es que aún en estas circunstancias estos mismos bebés pueden tener con el paso de los días un vínculo fuerte con sus madres. Incluso las complicaciones de la prematuridad de los bebés nacidos con poco tiempo de gestación a menudo se superan cuando hay un *apego* positivo entre la madre y el hijo, tal como confirman estudios recientes en los que se comprueba que hay mejoras incluso en casos de cierto retraso psicomotor. Si el bebé ha nacido entre las 30 y las 34 semanas de gestación y su peso oscila entre 900 y 2.300 gramos, es probable que necesite menor asistencia respiratoria (muchos respiran solos o con ayuda de un poco de oxígeno) y la posibilidad de dar el pecho suele acelerar la relación positiva entre el bebé y la madre, tal como los bebés nacidos entre las 35 y las 37 semanas de edad gestacional que pesan entre 1.800 y 3.200 gramos, y que, si bien pueden presentar problemas en los primeros días de vida, tienen un contacto más próximo desde el primer momento con la mamá.

No cabe duda de que en los casos en que un bebé necesita estar durante varios meses en una unidad de cuidados intensivos, los padres tienen que conocer la patología de su hijo y los cambios que se suceden; también necesitarán dedicar más de tres horas diarias a estar en contacto con el bebé. No se trata de estar un momentito e irse. Necesitarán tener una buena comunicación con el equipo médico, porque en muchos casos son estos profesionales los encargados de ayudar a las familias a crear un vínculo de amor con sus hijos. Un vínculo entre madre e hijo prematuro (que pocas veces es amor a primera vista) es un proceso que empieza cuando el bebé está en la incubadora, si no antes, y en el que la madre tiene el papel más importante durante el período en que el bebé está en la unidad de cuidados intensivos, donde, posteriormente, se une también el papá.

¿POR QUÉ ES TAN IMPORTANTE PARA LOS BEBÉS EL APEGO?

El apego es la necesidad de todos los mamíferos, incluyendo a los humanos, de formar vínculos afectivos estrechos: es decir, la necesidad de estar el bebé con la mamá y la madre con su hijo. Esta necesidad se satisface, según la teoría del apego desarrollada por el psicoanalista inglés John Bowlby, a partir de la reciprocidad de las relaciones tempranas. El apego es por ello una condición imprescindible para el desarrollo normal de los recién nacidos, probablemente en todos los mamíferos. Las conductas de apego del bebé humano (como búsqueda de la proximidad, la sonrisa, asirse a la madre) son correspondidas con las conductas de apego de la madre (tocar, sostener, contener, calmar), y estas respuestas refuerzan la conducta de apego del niño hacia ese adulto particular que satisface sus deseos. Una especie de círculo mágico en el que ambos anudan lazos de amor.

El apego, por otra parte, es lo que permite el cuidado y la continuidad de la especie. Debería entenderse como un regulador de la experiencia emocional; ninguno de nosotros nace con la capacidad de regular nuestras propias reacciones emocionales y nuestro estrés, y es la persona que nos cuida la que nos ayuda en principio a autorregularlo desde fuera. Imaginemos ahora lo importante que puede ser entonces el vínculo de apego para un bebé prematuro. Estudios como los del prestigioso neuropsiquiatra Allan Schore demuestran que la ausencia de respuesta materna respecto del apego genera problemas de desarrollo en los bebés: no sólo tristeza, sino retraso del crecimiento. Por el contrario, una respuesta de apego seguro por parte de la madre promueve el efecto contrario, es decir, ayuda a una mejora integral del bebé.

Si bien se continúa investigando y aprendiendo cada vez más sobre cómo se establece el apego entre madre e hijo, sí se sabe que el apego proporciona al bebé el primer modelo de relaciones íntimas y favorece la seguridad en sí mismo y la autoestima, y también repercute en su desarrollo, no sólo físico, sino también social y cognitivo.

EL VÍNCULO DE APEGO ENTRE LA MADRE Y SU BEBÉ PREMATURO

La mamá de Sara se acerca a su hija (que está en la incubadora) cuando la oye llorar. Se aproxima a la niña preguntándole suavemente: «¿Te duele algo?», e inmediatamente se responde: «Ah, ya sé, necesitas una caricia…». La madre de Sara es una cuidadora sensible, y como si pensara en voz alta: «Pobrecita, estás mojada y eso te molesta…, has estado solita demasiado tiempo…», habla con su pequeña como si todo estuviera bien. El apego de la madre hacia su hija acentúa a medio y largo plazo la capacidad natural del bebé para apegarse a su madre. Al observar los cambios que se producen en su hija, momento a momento, la madre también aprende a comprender mejor su estado mental. Y, por supuesto, el apego no es privativo de las madres.

Cuando una mamá o un papá le habla a un bebé prematuro, le está dando un sentido a su nacimiento. Es así como la madre o el padre transforma en palabras la adaptación ante el nacimiento inesperado y, sin darse cuenta, está preparando de ese modo al hijo para un apego seguro.

En efecto, está comprobado que las madres que describen a sus hijos tal como son se muestran entusiasmadas y positivas; a pesar de los problemas de salud que presentan sus hijos, no sólo logran más temprano el vínculo de apego sino que pueden mantenerlo con mayor facilidad. De hecho, un ejercicio que todas las mamás deberían hacer es describir a su hijo con cualidades que le son propias, al menos tres o cuatro, para empezar a crear con el bebé interior un diálogo cuyos efectos se traducirán en una mejor atención al bebé real. Cuando la madre puede «investir» a su hijo prematuro con características que le son propias, y no por «lo que no es» (no tiene más peso, no tiene un color de piel definido, no tiene cejas…), deja de dar prioridad a su idea de cómo debe ser un bebé para acercarse más a él. De lo que se trata es de aprender paulatinamente un nuevo lenguaje, una nueva forma de comunicarse para conectar con el bebé, un nuevo modo de ser padres. Posteriormente, cuando la madre y el padre tengan un íntimo contacto físico, cuando puedan acariciarlo, amamantarlo, abrazarlo, este contacto ya tendrá cimientos fuertes y será como una prolongación directa del contacto intrauterino, lo cual ayudará a superar muchas barreras físicas propias de las unidades de cuidados intensivos para fomentar un apego seguro.

No habría que dejar de lado que para la madre es absolutamente necesario dar una nueva forma a su «bebé imaginado». La razón es que en el caso de los nacimientos prematuros esta «formación mental del bebé» ha sido interrumpida por la necesidad de salvar la vida del bebé. Será, sin embargo, cuando el bebé esté junto al cuerpo de la madre cuando éste vuelva a vivirlo como si fuera el suyo propio y cuando se genere un vínculo de apego más fuerte. Entonces, bastarán sólo dos movimientos de las manitas del bebé aferrándose al pecho de la madre, o que saque su lengua para probar el sabor de la piel de la mamá, para que ésta sienta al bebé real y un profundo deseo de cuidar a su hijo y éste de estar apegado. A veces, no obstante, ante los miedos y las preocupaciones de la madre, puede suceder que la actitud del bebé no sea suficiente. No es raro ver en una unidad de cuidados intensivos a una madre que en la sala de amamantamiento está más preocupada en comparar la evolución y el peso de su hijo prematuro con los de otros niños que en participar de la experiencia de apego durante el amamantamiento. Este tipo de actitudes, por ejemplo, se manifiestan cuando la mamá mantiene al bebé alejado de su cuerpo y evita el contacto piel a piel. Como ella entiende que la actitud emocional hacia su pequeño es de distancia, puede suceder entonces que el bebé responda a la interacción succionando a destiempo, llorando o manifestando incomodidad, lo que complica el encuentro. Y es que si la mirada de la madre se aleja del niño, o si el niño es demasiado inmaduro y no da ninguna señal a la madre, ella no podrá investirlo de cualidades positivas y seguirá viéndolo como que el bebé es el problema. Es por ello que el estado emocional de la madre, cuando es de intensa ansiedad, necesitará la ayuda de personal especializado de la Liga de la Leche, o de una enfermera. Porque lo cierto es que si la madre considera que quien tiene problemas de vínculo de apego es el hijo, el niño necesitará usar recursos desproporcionados para sentirse como cuando está con su mamá. Abundante bibliografía relaciona en este sentido ciertas patologías de la infancia con este tipo de problemas: el *apego desorganizado* entre madre e hijo.

UN NIDO SEGURO

Es importante permitir que el bebé se acurruque contra la piel desnuda de su madre o de su padre para ser alimentado o mecido. Porque, como se ha explicado, el apego como sistema regulador de emociones afecta tanto a la madre como al hijo. La madre comprende mejor las señales del hijo y sus cambios de estado, momento a momento, siendo las demandas respondidas cuando es necesario. Ella estará allí para reestablecer el equilibrio cuando el bebé se descontrole. Los destacados y mundialmente conocidos trabajos del doctor Alfonso Papí, pionero y defensor del contacto piel a piel, refuerzan la idea de que «el contacto precoz (nada más nacer) entre el recién nacido y su madre y, sobre todo, en la lactancia materna a demanda es fundamental. Es por ello que cuando los padres se integran en el cuidado de sus hijos prematuros, las cosas son mucho más fáciles: ellos son los que piden el alta precozmente porque se sienten capacitados para su cuidado, ya no ven tan frágil a su hijo y lo saben manejar: alimentar, cambiar, bañar, hacer masajes, practicar el método "madre canguro"».

HABILIDADES DEL BEBÉ PREMATURO PARA FORTALECER UN VÍNCULO DE APEGO

Los padres de un bebé prematuro generalmente desconocen hasta qué punto su bebé está preparado para tener un apego seguro. En algunos casos es verdad que necesitan cierto tiempo para entender el arsenal de capacidades de las que está dotado su pequeño y sentir que pueden relacionarse con él.

El sentido del tacto

Ésta es una de las primeras formas de comunicarse de los bebés prematuros; por ello, responden enseguida al contacto piel a piel. Es tranquilizador tanto para el bebé como para los padres, al tiempo que favorece el crecimiento y desarrollo saludable del pequeño.

El sentido del olfato

A los pocos días de vida, según su edad gestacional y madurez, es probable que vuestro hijo ya os dé *señales* de tener un excelente olfato, por ejemplo, intentando buscar la mano de la madre cuando ésta la coloca dentro de la incubadora. Incluso cuando no pueden moverse por falta de tono muscular, se nota el esfuerzo que hacen. Es por esto que lo mejor es colocar la mano a unos cuatro o cinco centímetros de su nariz. Otra señal es cuando ya pueden succionar y buscan el pezón para, finalmente, apropiarse de él. ¡El olor de la leche de mamá es para el bebé una fuente de seguridad y relajación! Un recién nacido puede distinguir el olor de la leche de su madre del olor de la leche de otra mujer, en base a la memoria adquirida durante la vida intrauterina. Al nacer, utiliza su olfato para dirigirse hacia el pezón.

Si tu bebé tiene que estar mucho tiempo en una unidad de cuidados intensivos, y no puedes estar todo el día con él, pregúntale a los médicos o a las enfermeras si te permiten dejar dentro de la incubadora un pañuelo limpio que te hayas puesto unas horas en el pecho. Lo más probable es que te digan que no es higiénico, o que imaginen en un instante el colapso de madres con pañuelos «sucios» deambulando por las salas, ¡sin duda sería terrible! Sin embargo, coméntales que algunas madres lo han hecho, háblales de que tu hijo puede sentirse más calmado, al menos hasta que tú regreses al día siguiente. A lo mejor tienes suerte... Igualmente, prueba esto cuando estés en casa con tu hijo, si éste tiene problemas para dormir solo. Tal vez tendrás que luchar con algunos miembros de tu familia que te dirán lo poco higiénico de tu actuar (como me dijo mi madre a mí en su momento); si te apetece, explícales la necesidad de continuidad y permanencia que tiene tu bebé. Ésta es una estrategia que personalmente puse en práctica cuando, después de las primeras veces en que intenté que mi hijo durmiera en su cuna, aproximadamente a los tres meses de su segundo nacimiento, no había modo de que permaneciera tranquilo. Pensaba que era porque hacía demasiado calor, o porque no estaba acostumbrado al nuevo espacio... Una tarde, después de varias pruebas y de haberse dormido primero sobre mi pecho, lo acosté en su cuna con especial cuidado, me quité la camiseta que llevaba puesta y la coloqué estratégicamente a un lado para que la oliera. ¡Durmió tres horas y, como nunca, con la luz del sol entrando por los ventanales de su habitación! Al principio pensé que se trataba de algo casual, pero con el tiempo y la práctica me di cuenta de que mi hijo necesitaba *continuidad,* es decir, que no le quitara aquellas cosas conocidas y le pasara bruscamente a las nuevas.

El sentido del gusto

En los bebés prematuros está muy desarrollado. Cuando se encontraba dentro de tu vientre, las cantidades de líquido amniótico que ya deglutía, según afirman muchas investigaciones, se debían más al placer por el sabor que por otros factores. La constatación de que el gusto es uno de sus sentidos más afinados consiste en probar cómo se comporta cuando es colocado directamente sobre el pecho desnudo de la madre. Primero olerá, pero luego intentará cerciorarse de que la información es certera abriendo la boca y, con su lengua, intentará averiguar si se trata de quien él cree.

El sentido de la vista

Es verdad que los bebés prematuros, cuando son recién nacidos, pasan mucho tiempo con los ojos cerrados, lo que no significa que cuando los tienen abiertos y permanecen alerta no puedan ver. Esto dependerá de la edad gestacional o de si sufren retinopatía del prematuro... No hay que olvidar que para casi todo el mundo la mirada de un bebé está llena de significados. Sin embargo, cuando el bebé es prematuro su mirada es algo que muchas veces se hace esperar. Ahora bien, a pesar de ello, puedo aseguraros que es una experiencia profundamente amorosa cuando por primera vez la mirada de la madre y el hijo se encuentran. Esto no significa que el bebé vea a su madre; digamos que por ahora sólo se ve a sí mismo

—recuerda que para tu hijo «su mundo» es él y sus necesidades—, pero no es menos cierto que sí existe un intercambio emocional importante entre ambos. ¿Os habéis dejado alguna vez atrapar por la mirada de vuestro pequeño? ¡Si no lo habéis hecho aún, hacedlo cuanto antes! Es una experiencia inigualable... Cuando nuestro hijo prematuro nos mira (siempre he creído que mi bebé cuando atrapaba mi mirada en la suya me rozaba el alma), resulta imposible no sentir una fuerte conmoción interior.

A veces, la mirada del bebé puede actuar como un espejo de las necesidades de los padres. No es raro escuchar a algunas mamás y papás asegurándoles a las enfermeras que su hijo tiene hambre, sueño o frío por el modo en que les mira, aunque éstas no sean más que interpretaciones causadas por la separación de su bebé. Cuando el bebé ya está en casa, estas *lecturas* podrían entorpecer la natural comunicación madre e hijo, queriendo abrigar al bebé porque la mamá tiene frío, atiborrarlo de comida al creer que el bebé puede perder peso y tener que volver así a ser ingresado.

Lo que sí está demostrado es que cuando el bebé desarrolle al máximo su capacidad visual, su capacidad de observación será global y no sólo reconocerá sino que reflejará la expresión del rostro del adulto que esté a su cuidado, descubriendo si éste está alegre, preocupado, satisfecho o insatisfecho, lo que traducirá con una sonrisa o en una invitación al juego. Desde este momento, y durante toda su primera y segunda infancia, el lenguaje no verbal será para él un código de comunicación muy fácil de comprender. Sí, incluso cuando sepa hablar o domine perfectamente el lenguaje. Es por ello por lo que los gestos, la mirada y la expresión del rostro de los padres son verdaderas fuentes de información. Pero también por otros detalles. Por ejemplo, el bebé podrá percibir cómo os encontráis anímicamente por:

- La tensión o distensión de vuestros brazos al cogerlo.
- La actitud global con la que lo sostenéis (con interés, cercanía, distancia, etcétera).
- El tono y el timbre de vuestra voz.
- La coherencia de vuestras actitudes, por ejemplo cogerlo y sostenerlo primero con un brazo y luego con otro...

Visualmente, lo primero que perciben son contornos que destaquen por su brillo o luminosidad, pero éste no es motivo para pensar que no diferencian cuándo mamá y papá están a su lado. Con el tiempo, si bien los bebés prematuros no pueden seguir con la vista la mirada de la madre, es importante que ésta sí busque la de su hijo, porque lo cierto es que no pasan muchos meses hasta que el bebé intenta imitar las expresiones faciales y los gestos de su mamá.

El sentido auditivo

Los bebés prematuros reconocen y se calman con la voz de la madre. Durante la vida intrauterina tu bebé ya era capaz de oír ciertos sonidos, cosa que se ha demostrado mediante los movimientos fetales a partir de la vigesimosexta semana de gestación. Por un lado, esto es lógico, porque el medio intrauterino no es silencioso y los bebés, si no presentan problemas de audición específicos, naturalmente los tienen que oír. Se ha comprobado que entre las cosas que un bebé puede oír mientras está dentro de su madre, que afectan a su modo de reaccionar, se encuentran: la voz de ésta, o la música, y algunos sonidos que ella escuchaba, y un poco más lejana, la del padre. De lo contrario, ¿cómo se podría comprender que los bebés reaccionen de un modo específico a la voz humana inmediatamente después de nacer? Según su grado de madurez, un bebé prematuro siempre reaccionará y se calmará en mayor o menor medida si es la voz de la madre o del padre la que oye. Es por ello que, como se ha comprobado que los bebés prematuros succionan mejor si oyen la voz de la mamá o del papá, os sugiero que cantéis. Sí, he dicho «cantéis». En muchas culturas menos desarrolladas tecnológicamente que la nuestra las mamás cantan cuando practican el contacto piel a piel, cuando dan de mamar a sus hijos... Ni siquiera es necesario que se trate de una melodía conocida. Las canciones que les cantamos a nuestros hijos casi nunca son aquellas que hemos tenido que aprendernos de memoria cuando íbamos al colegio. La mejor canción es sin duda aquella que sirve para hacernos sentir bien, la que eleva nuestro espíritu, la que nos hace sentir relajadas... Puede tratarse tan sólo de una palabra o de una frase a la que le otorguemos un especial significado y a la que le pongamos un ritmo cualquiera, hasta que nuestro cuerpo se columpie por sí solo. Cuando mi hijo estaba aprendiendo a succionar, una vez le entoné una canción religiosa que cantaba mi madre cuando yo era pequeña y que nunca había vuelto a recordar en otras ocasiones. Me sorprendió que aprisionara la tetina del biberón mucho más rápido que de costumbre. Habitualmente, tenía que dedicar un tiempo a rozársela primero por los labios para que la reconociera. A partir de entonces, hasta los 6 meses aproximadamente, éste fue el único recurso que necesité utilizar cuando se negaba a comer.

SÍNTOMAS DE APEGO SEGURO
Rosa es la mamá de Dani, que nació con 32 semanas de gestación; llevaba días cuidando de su pequeño. En cierta ocasión cambiaron las incubadoras de lugar. A Rosa no le habían dicho dónde estaba su bebé, en qué sector, y lo cierto es que en esa unidad de cuidados

→

intensivos hay aproximadamente unas treinta incubadoras. Esa tarde muchos bebés prematuros estaban llorando. A ella nadie tuvo que decirle cuál era su hijo, fue directamente hacia él. Éste es otro de los hilos invisibles: el apego positivo, la sensación de pertenencia, la capacidad de estar contenta con su recién nacido, tranquila frente a cualquier estado estresante de su hijo, alerta con sus demandas, reconociendo claramente sus necesidades. Ser positiva respecto a su hijo implica que reconoce y respeta su temperamento, que le ayuda a autorregularse, se adapta a su patrón y ritmo de alimentación. Dani es un bebé con apego seguro, no sólo porque da indicios de estar relajado, sino porque se calma en brazos de su madre, logra una buena succión y deglución, manifiesta su hambre y plenitud y adquiere un patrón de alimentación regular, sin cólicos, entre otros factores relacionados con la capacidad de amortiguar el estrés. La mayoría de los niños con apego seguro, como Dani, perciben a su cuidadora como una base de seguridad cuando están angustiados. Tienen una madre o un padre sensible a sus necesidades, tienen confianza de que sus figuras de apego estarán disponibles, que responderán y les ayudarán en la adversidad. El bebé con apego seguro se siente tranquilo y equilibrado. Ahora bien, hay factores que repercuten en la formación del vínculo de apego con bebés prematuros, pudiendo hacer que éste se retrase por diversos motivos. El principal es la separación de la madre y el bebé. Las hormonas también pueden influir significativamente en la formación del vínculo. El hecho de amamantar al bebé durante las horas inmediatamente posteriores al parto provoca la secreción de muchas hormonas diferentes en el cuerpo de la madre. A algunas de ellas les resulta difícil establecer un vínculo con el bebé porque las hormonas están causando verdaderos estragos en su organismo debido a la separación, y desarrollan una depresión posparto. La formación del vínculo también se puede retrasar si la madre no supera el shock emocional del parto prematuro.

APEGO CON PAPÁ

El padre tal vez tarda más en formar el vínculo de apego al suponer que es imposible relacionarse con alguien que aún no sonríe ni mira directamente a los ojos. A muchos padres la falta de manifestaciones por parte del bebé les inhibe. Obviamente, esto no significa que algunos de ellos no promuevan instintivamente contactos con su hijo prematuro. Algunos padres, más que alejarse del bebé, de quien toman distancia es de la madre para no privar a ésta de todo el espacio afectivo que necesita mientras está con su pequeño. Claro que, independientemente de cuál sea la razón, de lo que no cabe duda es de que padre e hijo también necesitan una relación de apego. En primer lugar, porque si el papel del padre es el adecuado, la comunicación emocional, física y sensitiva entre la madre y el hijo se producirá con mayor fluidez. Y, segundo, porque al tener el padre un tipo de contacto más físico y menos emocional (¿qué papá no intenta desde el primer día realizar juegos corporales con su hijo cuando el bebé nace a término?), despierta en el bebé una mayor capacidad de atención. Estudios recientes en este campo han demostrado que cuando el bebé está junto a su padre lo reconoce como alguien que lo cuida y lo protege, pero de un modo diferente a como lo hace la mamá. Y es que no es cuestión de convertirse en una segunda mamá sino de darles contención afectiva y amor. A menudo, si la madre continúa ingresada por alguna enfermedad ocasionada por el parto y aún no puede ver al pequeño, son los papás los que cuidan del bebé durante las primeras horas, incluso días, y son ellos los primeros en fomentar una relación de apego con el bebé.

VÍNCULO DE APEGO ENTRE MELLIZOS Y TRILLIZOS

Cuando ha habido un parto múltiple (gemelos, trillizos y más), a menudo es una opción muy positiva permitir que compartan la misma incubadora (de dos en dos) si no hay riesgos de infección. Hay que tener en cuenta que ambos escucharon los latidos provenientes del otro (o los otros), han sentido sus movimientos... Al nacer, debido a que muchos de ellos son prematuros, se les separa ubicándolos en una incubadora individual. Se ha comprobado que al estar juntos en una sola incubadora su actividad cardiaca mejora, su respiración se vuelve más tranquila y el nivel de oxígeno en su sangre aumenta, bajan su nivel de estrés y mejoran en su desarrollo psicomotriz, ¡y ganan peso más rápido! No obstante, el apego que los padres tengan con uno y otro bebé puede ser diferente, debido a la evolución de cada uno. Algunos padres de gemelos entrevistados para este libro contaron que la mejor forma de organizar el tiempo era aprovechar al máximo con uno cuando el otro dormía y alternarse con ellos ambos padres.

¿QUÉ PASA SI EL APEGO CON EL BEBÉ NO ES SEGURO?

Dentro de las formas de apego los científicos han descrito básicamente tres formas de trastornos del apego:* el *apego seguro*, al que se ha hecho referencia, el *apego ansioso-ambivalente* y el *apego evasivo.* Estas dos últimas formas de *apego desorganizado* presentan señales inequívocas en los bebés, que se muestran hipervigilantes, es decir,

* Clasificación de la eminente investigadora Mary Ainsworth.

con un aumento del ritmo cardiaco y de la presión sanguínea, entre otros factores. También se pueden manifestar mediante llantos y alaridos; desde el punto de vista de la bioquímica del cuerpo hay altos índices de la hormona del estrés, que actúa negativamente en el cerebro. Digamos que lo que se produce es un estado de toxicidad neuroquímica para el cerebro de la criatura en pleno crecimiento. Los niños con apego desorganizado enferman con frecuencia; pese a que los estudios inmunológicos y otros estudios de laboratorio resultan normales, hay un mal progreso sin explicación nutricional o endocrinológica. De este modo, pueden dar señales de angustia intensa cuando la madre se separa de ellos (lo que se conoce como *apego ansioso-ambivalente*), enojo, y al mismo tiempo resistencia a ser tocado. Es como si mezclaran comportamientos de necesidad de apego y rechazo hacia el cuidador. Algunas de las características más destacadas de este tipo de apego desorganizado son no sentir placer al ser tocado, percibir que no es entendido en sus demandas, alteraciones en el sueño, cólicos frecuentes... A veces, en estos casos, la madre descontrola y se siente tan impotente que genera más estrés en el niño, dejándolo de lado para ver si se calma, o sobreestimulándolo. Otro tipo de señales relacionadas con el apego desorganizado se producen cuando el bebé rechaza el contacto con su cuidador (es lo que se conoce como *apego evitativo*); en este caso, el rechazo es también hacia la madre. Hay un rechazo total y absoluto de situaciones que le perturban, no se calma en brazos de la madre y cuando puede encontrar la mirada de la madre la esquivan.

Lo fundamental para los padres cuando se detecta que el bebé y la madre tienen un apego desorganizado no es evidentemente alar-

→

marse ante estas conductas del bebé sino dedicarle más tiempo, pedir ayuda al pediatra, a las enfermeras que trabajan el masaje infantil o a terapeutas educacionales, para que les den estrategias sobre cómo acercarse al bebé.

UN DATO IMPORTANTE

Cuando el bebé esté en casa, si tiene problemas para dormir, los padres no deberían aplicar nunca los modernos métodos de dejarlos llorar e ir a verlos cada cierto tiempo hasta que se calmen. Si para todos los bebés son métodos poco recomendables, aún más para los prematuros. Éstos, que han estado separados y que están construyendo el apego, lo único que harán será estresarse y bloquearse emocionalmente, lo que los padres bien podrían confundir con calmarse y dormirse solitos, mientras que lo que realmente ocurre es que se quedan bloqueados emocionalmente, aumentando los trastornos de apego.

Capítulo IV

EL CORDÓN ALIMENTICIO

La lactancia es una estrategia crucial de supervivencia para el humano recién nacido...

LA AUTORA

La lactancia materna es casi tan importante para un bebé prematuro como su necesidad de contacto. Cuando una madre da el pecho a su hijo prematuro, son muchos los canales de comunicación que se abren. Y es que alimentar al bebé no implica sólo darle la cantidad de alimento que su organismo necesita. Es principalmente una experiencia:

- *Emocional*, por la sensación de unidad e intimidad que experimentas con tu bebé.
- *Psicológica*, porque muchos miedos se rinden ante el placer.
- *Visual*, mediante el contacto de tu mirada con la de tu hijo.
- *Táctil*, por la temperatura de la leche, la succión del pezón y la cercanía de los cuerpos.
- *Gustativa*, por el sabor de la leche.
- *Olfativa*, por el olor de la leche y tu olor corporal (no uses perfumes cuando debas dar de mamar).
- Y, finalmente, *auditiva*, si le hablas, le narras un cuento o le cantas mientras lo estás amamantando.

Dar leche materna a un bebé prematuro no sólo sirve para proporcionarle un alimento óptimo sino que favorece el apego seguro. Desde el punto de vista nutritivo, la leche de la madre prematura es muy beneficiosa para su bebé por su efecto inmunológico. Aunque en los últimos años ha habido numerosos debates sobre si la leche de la mamá prematura es mejor que las leches de fórmula para los bebés prematuros, en la actualidad se ha demostrado que existen cualidades y componentes en la leche materna difíciles de superar. La leche de la madre prematura contiene los nutrientes necesarios para las necesidades del bebé prematuro.

Por otra parte, no hay que olvidar que una de las características no nutritivas de la leche, es decir, la capacidad inmunológica y antialérgica, es de gran ayuda para tu bebé, ya que desde su nacimiento ha necesitado una constante manipulación —extracciones de sangre, colocación de sondas, respirador, o simplemente ponerle alguna inyección, como por ejemplo la de eritropoyetina, para la anemia, cuya dosis depende del peso del bebé y que se debe dar durante quince días, tres veces por semana; o ponerle alguna vía para alimentarlo—, lo que sin duda aumenta los riesgos de infección. Y, en tercero, porque se trata de una leche de muy fácil asimilación, en especial el calostro, que no es otra cosa que el líquido amarillento que tus mamas segregan antes de que aparezca la verdadera leche. Dicha sustancia inicial, en las mamás prematuras, tiene además una mayor capacidad antiinfecciosa si se la compara con la que producen las mamás cuyos bebés nacen a término.

Ésta es una, entre varias razones, por la que los defensores de la alimentación con leche materna insisten en que la leche de las mamás prematuras también es la más adecuada para las necesidades del bebé. Al ser más rica en proteínas y ácidos grasos de la cadena larga, corta y media, sodio, cloro y hierro, se adapta mejor. Aun así, como los niveles de estas sustancias pueden ser insuficientes para las necesidades actuales de tu hijo, en especial si aún tiene un peso muy bajo (menos de 1.500 gramos), puede ser necesario dar algún suplemento para evitar el déficit. En muchos hospitales, para satisfacer las necesidades de crecimiento de los bebés prematuros, se utiliza como base la leche materna, a la que entonces se le añaden los nutrientes necesarios. A los bebés prematuros de más peso, en cambio, se les pueden dar suplementos con minerales y otras sustancias después de haber tomado el pecho directamente de la mamá. La leche materna también es un importante «cordón emocional», pues resulta de gran ayuda para el desarrollo psicológico y físico del bebé prematuro. Nace de un *encuentro íntimo* que se produce entre la madre y el hijo, lo cual representa un beneficio también como medio de socialización.

> Cuando el bebé prematuro está siendo amamantado, respira mejor, se alimenta mejor, se siente seguro y protegido.

... POR SI AÚN TIENES DUDAS

Realmente son maravillosas las virtudes que la leche de la madre aporta al bebé nacido prematuramente:

- Disminuye significativamente el riesgo de presentar enfermedades tanto agudas como crónicas en niños prematuros.*

* Según la Academia Americana de Pediatría (American Academy of Pediatrics), los estudios realizados en Estados Unidos, Canadá y Europa demuestran

Recuerda que en el calostro están todas las defensas que puedes dar a tu hijo para cubrir los riesgos de infección.

- Desarrollo neurológico: si bien el desarrollo de la inteligencia y su relación con la leche materna ha sido en los últimos cincuenta años muy controvertido, existen estudios fehacientes sobre el mejor desarrollo intelectual de los bebés prematuros que han sido alimentados con leche materna, según se afirma, por los ácidos grasos poliinsaturados de la cadena larga, que no se encuentran en la leche de vaca ni en las leches preparadas de fórmula.*
- Alergia: se ha comprobado que la leche materna protege en casos en que ha habido antecedentes de alergia en la familia, y que esta prevención puede durar hasta la edad adulta.
- Ventajas emocionales y psicológicas: el nivel de intimidad entre tú y tu bebé es muy elevado durante el amamantamiento. Las hormonas que tu cuerpo produce mientras la leche fluye también suscitan sentimientos maternales. La leche que tu hijo está succionando es un cordón afectivo que lo une del mismo modo que cuando se encontraba dentro del útero.

---

que la leche materna disminuye los procesos diarreicos, infecciones respiratorias de vías bajas, otitis media, infecciones del tracto urinario, alergia y enfermedades digestivas crónicas. Sin embargo, existen circunstancias en que no es lo mejor para el bebé, es decir, cuando las madres son drogadictas, padecen tuberculosis o están infectadas por el virus VIH (sida).

* A. Lucas, R. Morley, T. J. Cole, G. Lister, Leeson y C. Payne, «Breast milk and subsequent intelligence quotient in children born preterm», *Lancet*, 1992, pp. 261-264 y 339.

DAR DE MAMAR TAMBIÉN ESTIMULA LAS HORMONAS DEL APEGO EN LA MADRE

Además de la satisfacción y la comunicación que la madre experimenta durante el amamantamiento, diversos estudios indican que existen beneficios también para la salud materna. Durante la lactancia, al aumentar el nivel de la hormona oxitocina no sólo se acelera la readaptación uterina, disminuyendo en consecuencia el riesgo de hemorragias, sino que además mejora la remineralización ósea posterior al parto. Algunos estudios afirman que reduce el riesgo de cáncer de ovario y de mama premenopáusico. Ahora bien, como amamantar a un bebé prematuro puede no resultarte fácil, si decides hacerlo, te sugiero que intentes encontrar apoyos. A veces hay suerte y encuentras a alguna enfermera o ayudante de enfermería defensora de la lactancia materna; si es así, no la pierdas de vista ni un solo momento. La coordinadora de la Liga de la Leche local puede ponerte en contacto con otras mamás de prematuros que hayan amamantado a sus hijos. No dudes en conocerlas, ya que su experiencia puede ser un importante soporte psicológico y emocional para ti.

UNA DECISIÓN MUY PERSONAL

A veces, nuestra pareja, los familiares y algunos amigos creen que cuando decimos que queremos amamantar a nuestros bebés prematuros no estamos en nuestro sano juicio. Si ellos están desinformados, no creo que sea el momento adecuado para que les expliques todo lo que tú ya sabes, pero sí les puedes proporcionar información escrita. Pídela a la Liga de la Leche, las asociaciones pro lactancia materna, a las empresas distribuidoras de sacaleches…

folletos de todos los colores, formas y tamaños para regalar. A veces, el equipo asistencial de los hospitales se encarga de divulgar este tema. Si tu médico te apoya, en este aspecto, pídele a él que hable con tu familia y le explique las ventajas. Lamentablemente, si tienen prejuicios respecto del amamantamiento, quizás te comenten algo para hacerte dudar, como:

1. *¡Se te «caerán» los senos!*

Una idea de respuesta:

Nuestros senos están compuestos de tejidos, ligamentos y grasas. Durante el embarazo, tus pechos ya han dejado de conservar su figura, independientemente de que ahora decidas dar de mamar o des biberón con leche artificial. Si decides darle el pecho a tu hijo, sólo tienes que tener en cuenta:

- Que cuanto más des de mamar menos congestionados estarán, y que, cuando llegue el momento del destete, deberás hacerlo gradualmente.
- Que ello depende de cómo ubicas al bebé para que extraiga todo el alimento y no quede leche almacenada.
- Y del tipo de sostén que elijas. Siempre serán mejores aquellos que pueden abrirse para dar de mamar que los que hay que colocar encima del pecho. Esto, sin duda, ejerce una presión que contribuye a expandir las mamas.

2. *¡Puedes acabar malcriando a tu bebé, porque tendrás que amamantarlo también de noche!*

Una idea de respuesta:

Eminentes pediatras, como el médico neonatólogo Francesc Botet, aseguran que «los bebés prematuros nunca se malcrían por darles cariño y atención, pues han estado mucho tiempo con un déficit muy importante». Personalmente, esta frase, que fue un consejo dirigido a mí, me sirvió para afrontar cualquier comentario fuera de lugar y dar a nuestro bebé todo el cariño que necesitaba. Por otra parte, ya sabes bien que todos los bebés necesitan ser abrazados, y amamantados, y que cada vez que haces esto le estás demostrando que el mundo es un sitio seguro, que está cuidado y protegido y que puede confiar. Por otra parte, ¿acaso no es cierto que casi todas las demás cosas pueden esperar? Confiar en tu corazón siempre te llevará por el mejor camino. ¿O acaso si tu bebé llora de noche, aunque no le des de mamar, lo vas a dejar solo hasta que se calme? ¿Verdad que no? Si estás segura de ello, pregúntales a los adultos que insisten en la malacrianza si a ellos les gustaría que los dejasen sin ningún tipo de consuelo, después de haber pedido ayuda, cuando están tristes y lloran.

EXTRAER TU LECHE...

A veces, si el bebé es muy pequeño y no sabe succionar, o bien no puedes ir a darle de mamar a tu hijo cada dos horas por algún motivo, necesitarás aprender a extraerte tu leche. Puedes hacerlo mediante un sacaleches manual o eléctrico, o a mano. Aunque tú misma decidirás cómo prefieres hacerlo, también puedes combinar estos métodos. La experiencia de muchas madres ha demostrado que los sacaleches manuales no son tan eficaces como la extracción manual o con un sacaleches eléctrico. Resulta fundamental que concibas el proceso de extracción de tu leche como un placer, no como una obligación ni una exigencia, ya que esto puede ponerte tensa, hacer que tengas menos cantidad, o bien retrasar el aprendizaje.

No obstante, es conveniente que sepas que:

- Una mayor cantidad de leche sólo se consigue con una mayor estimulación, siempre teniendo en cuenta que lo ideal es la succión realizada por el bebé.
- Puedes extraer tu leche a menudo. Más adelante, podrás espaciar más el tiempo si hay un ritmo adecuado entre la oferta y la demanda.
- Algunas veces puede suceder que tengas menos cantidad, así que lo que necesitarás es descansar y dormir más, ya que ésta varía de una extracción a otra.
- Puedes extraer primero toda la de un pecho y luego pasar al otro, aunque lo recomendable es alternar uno y otro con pequeños intervalos de descanso. Pero, como imaginarás, en esto nunca hay reglas fijas.
- El reflejo de eyección de la leche produce la expulsión de forma natural, y la encargada de que así sea es la hormona oxitocina. Ahora bien, como el reflejo de eyección o salida de la leche está muy influido por factores psicológicos, es importante que te sientas confiada de que puedes dar de mamar a tu bebé si así lo deseas. Se ha visto, incluso, que algunas mamás aumentan dicho reflejo simplemente al tener en brazos a su hijo, escucharlo llorar o pensar en el placer de la lactancia.
- No necesitas lavarte los pechos cada vez que desees extraerte la leche ni después, cuando ya des de mamar. Con tan sólo una ducha diaria los pechos mantienen su propia secreción antiséptica. Sí es absolutamente necesario que te laves las manos meticulosamente antes de cada extracción.

- Por lo general, es frecuente que tengas más leche al comienzo del día, después de haber dormido bien, que al final, así que no imagines ninguna cosa extraña si ves que la cantidad varía de una extracción a otra.
- De todos modos, recuerda que el tiempo que inviertas en este aspecto siempre será rentable para tu bebé, así que para ayudarte a estimular la salida de la leche establece una rutina para estar mejor predispuesta.
- Si bien es cierto que puedes extraer tu leche a cualquier hora del día, no olvides aprovechar los instantes posteriores al baño, después de haberte dado una ducha caliente. Antes de comenzar, cualquiera sea el momento de la extracción, es importante que masajees tus pechos unos minutos. No olvides elegir un lugar en tu casa en el que te sientas relajada y a gusto, preferentemente sola. Bebe algo que sea de tu agrado, un zumo fresco, un vaso de leche con miel, un té refrescante (no alcohol ni café ni bebidas con cola)... Imagina cosas que te den placer, o bien ponte delante una foto de tu pequeño. Siente cuánto lo amas... Extrae toda la leche que puedas, pero sin desanimarte si aún crees que es poca. Insiste. Descansa, e inténtalo de nuevo. No dudes que lograrás tu objetivo.

Una vez extraída la leche, debes guardarla en un envase estéril, preferentemente de plástico, ya que se ha descubierto que algunos de sus componentes inmunológicos pueden adherirse al cristal. Utiliza un recipiente diferente para cada extracción, poniendo atención en pegarle una etiqueta con la fecha y la hora exactas. Guarda los recipientes en la nevera. Ten en cuenta que esta leche debe ser utilizada antes de las 48 horas, y que debe mantenerse fría durante el transporte. Como no todos los hospitales tienen los recursos necesarios para la recogida y almacenamiento de la leche, lo más probable es que te den entre cuatro y cinco recipientes de cristal para que, al menos en el resto de las tomas, te comprometas a ir personalmente a ver a tu hijo o a darle de mamar. Si es así, pide que te den envases de plástico y, en caso de que no los tengan, cómpralos tú. Cuando las condiciones del hospital no sean tan óptimas, o si vives muy lejos, sería interesante que intentaras acortar distancias geográficas, por ejemplo, alojándote temporalmente en casa de un amigo o familiar para ir a darle de mamar con más frecuencia a tu bebé. Si esto no es posible, puedes solicitar una entrevista con la asistente social; ella podrá ayudarte a encontrar la solución más adecuada en este sentido. Si crees que en una extracción no obtienes la cantidad suficiente, almacena lo que hayas conseguido. En ocasiones, los médicos pueden sugerirte que, si falta leche, ésta puede combinarse con leche artificial especial para prematuros. Acéptalo como *medida transitoria* si es que has decidido dar de mamar y si no existe ningún impedimento importante para que lo hagas. Pronto, sin duda, producirás más leche. Seguro que te preguntarás cómo es posible. Simplemente porque muchas madres de bebés prematuros han comprobado que al aumentar el número de extracciones es posible conseguir una mayor cantidad. Algunas de ellas sólo se sacaban leche cada cuatro horas o más durante el día y, posteriormente, descubrieron que ésa era la razón por la que no obtenían cantidad suficiente. Al modificar esta pauta, extrayéndosela cada dos o tres horas, y al menos una vez durante la noche, se han visto recompensadas al comprobar que tenían una mayor cantidad. ¿Cómo? La respuesta es sencilla. Durante la succión, al estimularse los receptores propioceptivos situados en el pezón y la areola, por vía nerviosa, los impulsos son transmitidos al área hipotalámica, en el cerebro y, de ahí, a la hipófisis anterior, desde donde se ponen en marcha los mecanismos necesarios para aumentar la cantidad de leche según la oferta y la demanda.

DAR EL BIBERÓN DENTRO DE LA INCUBADORA

Si toma biberón, probablemente ésta sea una nueva etapa de aprendizaje para ti. Recuerda que para él ha sido un logro aprender a coordinar la succión, deglución y respiración, por lo que aún constituye un importante desafío acabar con veinticinco centímetros cúbicos de leche, con lo cual te aconsejo ¡que te armes de mucha paciencia! Para ti, porque se trata de un aprendizaje importante. Cuando debas darle el biberón dentro de la incubadora, primero introdúcelo y, antes de colocar a tu bebé en posición de sentado, es decir, con la cabeza *ligeramente* echada hacia atrás para que mantenga bien abiertas las vías respiratorias, deja apoyada tu mano unos instantes sobre aquella zona de su cuerpo desde la que te reconoce. Es importante que la nuca y la espalda de tu hijo queden apoyadas sobre el total de la palma de tu mano que no usas para escribir. Con los dedos índice y pulgar sostendrás su cabecita como si se tratara de un apoyacabezas, en forma de «u» cerrada. Antes de comenzar a darle el biberón, cerciórate de que tu bebé se halla cómodo y relajado, y que tú también lo estás. A veces, incluso, puede resultarte práctico mantener apoyado el codo y parte del antebrazo dentro, sobre la base de la incubadora. Si eres diestra, mientras te habitúas a realizar con soltura estos movimientos, es mejor que utilices esa mano para acomodar el cuerpo del bebé, más adelante verás cómo ya eres capaz de hacerlo con cualquiera de las dos. De todos modos, sea cual sea la mano con la que sostengas al bebé, recuerda esto:

- Los dedos índice y pulgar sirven para controlar la posición de la cabeza.
- La palma de la mano, para mantener la posición recta de su nuca y de la espalda mientras está sentado.

Ésta es la misma posición de «bebé sentado» que deberás procurar conseguir cuando tengas que darle el biberón fuera de la incubadora, ¡y te aseguro que te resultará mucho más fácil que ahora! Con la tetina del biberón, rózale el labio inferior hasta que la detecte y comience a succionar. Si no lo hace, ponle una gota de leche en los labios, e insiste con el roce. A veces, si aún es muy pequeño, puede que se duerma profundamente después de dar las primeras chupadas. ¿Qué otra cosa mejor puede haber para él en el mundo que el olor a mamá y un poco de leche tibia? ¡Y qué decir si el sabor es el de la leche de mamá…! Si las enfermeras que están a su cuidado te dicen que tienes que despertarlo, hazles caso. A diferencia de lo que generalmente se aconseja con los bebés que nacen a término, los bebés prematuros necesitan alimentarse y hacer cada una de sus comidas lo más completa posible. Él no está dormido profundamente ni ha bloqueado su contacto con el exterior para recuperarse a otros niveles, sólo está medianamente satisfecho, pero al cabo de una hora puede llorar de hambre. Igualmente, cuando está en casa ocurre que se cansa de succionar y, entre succión y succión, entre sueñito y sueñito, cuando las mamás somos inexpertas, el tiempo se nos pasa sin que nos demos cuenta de ello y en ocasiones les juntamos una comida con otra; sin embargo, de tu habilidad y de tu entrenamiento dependerá que esto no suceda.

Si se duerme porque ves que se encuentra muy agitado, permite que descanse un poco. Pero sólo el tiempo suficiente para seguir comiendo después. Al finalizar, mantén a tu hijo en la misma posición, es decir sentado, hasta que expulse el aire que pudo haber tragado; de lo contrario, es posible que vomite o que se ahogue al regurgitar. Este mismo paso deberás repetirlo siempre que le des de comer, ya sea el biberón fuera de la incubadora, o cuando puedas darle el pecho. En este último caso, te será más fácil si para ello lo apoyas de frente sobre la zona de tu hombro.

Si no puede estar fuera de la incubadora mucho tiempo, después de este último paso pregúntale a la enfermera en qué posición es mejor colocarlo. ¡No te olvides de cantarle o hablarle antes de despedirte de él! A mi hijo, aún después de estar tres meses en casa, ésta era la única forma en que le gustaba tomar el biberón.

RECONOCER LAS SEÑALES QUE ENVÍA EL BEBÉ DURANTE EL AMAMANTAMIENTO

Es evidente que poco a poco la madre necesitará reconocer qué señales de placer o displacer le envía su hijo mientras está siendo amamantado. De no ser así, es decir, si no se reconocen dichas señales, es probable que la madre no sepa qué hacer cuando éste *se detiene* porque se encuentra cansado, o si se duerme o cuando no desea comer. Todo ello, invariablemente, repercute no sólo en lo referente a la alimentación sino a la experiencia global de cuidado que el bebé percibe durante el intercambio.

Si quieres conocer un poco más a tu bebé, observa durante la lactancia cómo *muestra* mediante su comportamiento lo que le desagrada:

- ❒ Poniéndose rígido.
- ❒ Negándose a succionar después de que pareciera que había empezado a hacerlo.
- ❒ Llorando.
- ❒ Vomitando.
- ❒ Negándose a coger el pezón después de haberlo soltado (¡los bebés sueltan el pezón de un modo muy tierno: empujándolo con su lengua!).

El vigor, la frecuencia y la regularidad con que tu hijo succione dependerá en gran medida de tu actitud hacia él, es decir, del modo en que lo mires y lo sostengas y de hasta dónde estés pendiente de sus necesidades. Como es común que como mamá de un bebé prematuro osciles entre el temor y el regocijo, o que tengas cambios de humor alternantes debido a la propia prematuridad personal y a la depresión posparto, no te preocupes y respira profundamente. Son fantasías pensar que tal vez se ahogue si succiona con avidez; si lo hace muy rápido, apártalo un poco del pezón. Otra fantasía es que si lo hace muy lentamente no alcance el peso necesario para su recuperación. Por ello, un sabio consejo de las madres expertas es que cuando le vayas a dar de mamar las primeras veces te tomes mucho tiempo para llevar a cabo lo que te has propuesto. ¡La lactancia es un proceso al que ambos os tendréis que adaptar! Si no está muy hambriento antes de colocarlo sobre tu pecho para que coma, tal vez necesites cantarle, hablarle, acariciarlo y abrazarlo, para que se sienta seguro y relajado. Y que tú también lo estés. Para algunos niños, sin embargo, cuando son muy pequeños, toda esta preparación previa puede constituir un sobreestímulo, así que déjate llevar por tu intuición. Si no reconoce tu pecho como una fuente de alimento, quizás te pase la lengua, juegue y se duerma sobre él como una manifestación de cariño. Éste es su modo particular de averiguar en qué consiste la nueva experiencia. De todas formas, si antes ha sido alimentado por sonda o con biberón, puede no estar interesado en succionar. Ten paciencia.

En cualquier caso, es interesante que una enfermera o una madre de la Liga de la Leche te ayude a descubrir cuál es la posición más adecuada para dar de mamar a un bebé prematuro. Lo principal es que ambos os encontréis en una posición cómoda. ¡Esto es fundamental! Para ti, porque necesitas estar relajada, así que consigue unos cojines o almohadas para colocar en la espalda, debajo del codo y sobre las piernas, a fin de apoyar el bebé para que quede más alto. Prueba con lo que necesites, pídelo o tráetelo de casa, busca tú misma la manera de sentirte mejor. También puedes tener un banco cerca para poner los pies en alto si das de mamar sentada mientras tu hijo esté ingresado. La altura del banco o del apoyapiés, en general, dependerá de la de la silla, así que inténtalo con diferentes medidas. ¡Prueba cuantas sillas creas conveniente! Cuando estés en casa y ya seas una experta en el arte de dar de mamar, podrás hacerlo acostada de lado. Igualmente tendrás que tener en cuenta los siguientes pasos:

- ❐ Masajea unos minutos el pecho con el que vas a dar de mamar para estimularlo y descongestionarlo.
- ❐ Saca un poco de leche para:
  - — Estimular la succión del bebé.
  - — Recoger la leche inicial y proporcionar a tu hijo la final.

  Esta última es la que tiene mayor concentración de grasas y es la que hará que se sienta sin hambre al poco rato. Si tu bebé tiene aún el reflejo de succión poco desarrollado, puedes estimularlo frotando el dedo sobre la lengua suavemente, pero además sería conveniente que en cada toma alternaras leche inicial con leche final, hasta que sea capaz de vaciar el pecho por completo. Si se quedara con hambre, entonces sí podrías completar la toma con la primera leche que has extraído. No olvides dársela con un cuentagotas y una cucharilla, y nunca con biberón, si tu objetivo es que tome el pecho.

- ❒ Decide la posición que a ti te sea más cómoda para ubicar a tu bebé, teniendo en cuenta la altura de tus pechos y la posición de su cabeza y su cuerpo, para no provocar una hiperextensión innecesaria.
- ❒ Observa que su cabeza esté en línea recta respecto de su cuerpo, no arqueada hacia un costado ni echada hacia atrás.
- ❒ Observa que tú no te halles arqueada hacia delante, ni que él tenga que estirarse para conseguir tu pezón.
- ❒ Roza con el pezón la boca de tu hijo. Cuando la abra, coloca el pezón en el centro, por encima de la lengua, y acerca el bebé hacia ti con la mano que lo sostienes para que coja parte de la areola, hasta que la punta de su nariz toque tu pecho. ¡Él podrá respirar igualmente!, no sufras.

Para saber si todo está correcto, míralo succionar. Cuando los bebés succionan con vigor, los músculos de la cara trabajan de tal modo que sus orejas se mueven, con una firme acción de la mandíbula y un sonido audible al tragar. Si descubres que está incómodo, abrázalo y, al cabo de unos instantes, inténtalo de nuevo.

Cuando veas que tu bebé está succionando incorrectamente, haz que suelte el pezón con suavidad y acomódalo nuevamente, ya que, de lo contrario:

- Adquirirá malos hábitos de succión que pueden ser más tarde difíciles de corregir.
- Pueden dolerte o se te lastimarán los pezones.

Algo que deberás considerar: si tu bebé no gana peso alimentándose con tu leche, en especial la del final, es probable que necesite un complemento de leche artificial si su peso ha sido muy bajo o si los médicos te lo aconsejan por algún otro motivo. Sería conveniente que la leche artificial se le diera entonces con un cuentagotas o una cucharilla antes de que el niño tome el pecho. No te preocupes por la cantidad de alimento, ya que él comerá sólo lo que necesite.

DUDAS COMUNES DE LA MADRE

Las necesidades de amamantamiento de tu hijo sólo serán satisfechas si durante la alimentación mantienes una actitud basada en «c+c+c», que no es otra cosa que cariño, calor y comida. Las madres, a la hora de amamantar, deberían tener en cuenta que no siempre la irritabilidad o la inexperiencia del bebé para succionar es lo que hace que las cosas se compliquen, ya que en algunos casos pueden ser los miedos no elaborados de la madre lo que inconscientemente le haga reaccionar de un modo incoherente, como, por ejemplo: cambiando a destiempo al bebé de un pecho a otro, dejando la lactancia por sospechar que éste no se alimenta como es debido, separándolo si succiona rápidamente por creer que puede ahogarse, o destetándolo bruscamente para continuar la alimentación con biberón. Lo importante, en cualquier caso, es que ninguna mamá de un bebé prematuro vea truncadas sus expectativas de darle de mamar por creer que sólo si se le da leche de fórmula estará mejor alimentado. Excepto que el equipo médico lo indique, porque la madre se esté medicando o por algún otro motivo, esto nunca es así. También hay que dejar de lado mitos como:

1. «No le puedo dar de mamar, porque mi leche es aguada». Sólo la que gotea al principio, pero la cantidad de grasa va en aumento, y al final es unas cinco veces mayor.
2. «Mi hijo tiene hambre, mi leche no le debe servir porque no aguanta las tres horas». ¡Claro que no! Casi ningún niño aguanta; dale el pecho cuando lo pida, a demanda. Es el bebé quien establece su ritmo. Aparta el reloj.
3. «Mamó diez minutos y ahora llora. ¿Cómo puede tener hambre de nuevo?». Dale el pecho y, si lo rechaza, comprobarás que no llora de hambre.
4. «No gana suficiente peso». Contempla la posibilidad de que cuantas más veces mame más engordará. Tal vez se cansa de succionar el chupete.
5. «Rechaza mi pecho». Seguramente, si se acostumbró al chupete y a los biberones. Si evitas estas interferencias, verás cómo vuelve a succionar.
6. «Me duelen los pezones». Cuando los pezones te duelen o se lastiman es porque estás colocando a tu bebé en una posición inadecuada. Por ejemplo, con la boca poco abierta o sólo con la punta del pezón dentro.

Si tu objetivo es darle el pecho, intenta no darle biberón.* Los bebés que han tomado biberón tienen menos apetito y succionan menos, con lo que tú probablemente tendrás menos leche. Por otra parte, la tetina de los biberones para un bebé prematuro, por pequeña que sea, sigue siendo mucho más grande y más dura que el pezón; por tanto, ¿cómo pedirle que luego se adapte? Si tuvieras que darle algún suplemento transitorio, hazlo con una cucharilla o con un cuentagotas. Un detalle importante: me gustaría que supieras que si no puedes dar de mamar, el biberón dado con amor, ternura, afecto y deseo de alimentar a tu bebé puede ser tan valioso como dar el pecho. Te lo digo por experiencia y para que no te culpabilices si no puedes dar el pecho a tu bebé... Pero esto es sólo cuando no puedas darle tu leche porque, como se ha dicho, te estés medicando. Tu leche es el mejor inmunizador.

También hay algo importante que debes saber. Si bien dar de mamar a un bebé prematuro y tomar un biberón pueden parecer cosas similares, de hecho se trata de cuestiones muy diferentes. Para un bebé prematuro, tomar el biberón es estresante. Los bebés prematuros pueden alimentarse al pecho, incluso desde la vigesimosexta semana de gestación, si bien necesitan ayuda. La práctica de

* Pruebas científicas realizadas por la OPS (Organización Panamericana de la Salud) y la OMS (Organización Mundial de la Salud) sobre salud y desarrollo del niño han demostrado que tanto los chupetes como las tetinas pueden ser perjudiciales, pues transmiten infecciones y reducen el tiempo de succión, interfiriendo con la lactancia a demanda. Por otra parte, se ha comprobado también que al tomar un biberón la respiración del bebé se alarga, y la frecuencia respiratoria y la saturación de oxígeno disminuyen, respecto de lo observado al tomar el pecho. Meier (1988) demostró que los bebés prematuros mostraban más signos de sufrimiento (como la disminución de PO_2 transcutánea) cuando tomaban biberón que cuando mamaban de pecho, lo que indica que enseñar al prematuro a tomar biberón antes de la lactancia materna es inapropiado. En ese caso, la alimentación sugiere que sea por sonda. Finalmente, se han señalado cambios en la cavidad oral, como las caries que aparecen en la dentición primaria llamadas «caries de biberón» (Milnes, 1987).

la lactancia difiere mucho de una criatura a otra y cada una de ellas es única. Un bebé que puede escoger por sí mismo con qué frecuencia toma el pecho desde el principio pondrá en marcha una «rutina» de lactancia; tomará el pecho cada hora, cada dos horas o cada más, tragará toda la leche que salga tras un solo reflejo de eyección, lo cual es muy conveniente para la débil capacidad de su estómago, y le aportará lo que necesite de calorías y nutrientes para una o dos horas como máximo, y será capaz de gestionar de manera eficaz su estado cíclico de organización. Ésta es la práctica de lactancia constatada en casi todas las culturas no occidentales.

Por último, me gustaría contar algo que hizo una mamá en una unidad de cuidados intensivos cuando su bebé estaba en una cuna térmica: ella había empezado a dar de mamar a su bebé prematuro con 35 semanas, es decir, nueve semanas después de su nacimiento, con 1,5 kilos de peso. Para que no le dieran alimentación mediante tetinas ni lo acostumbraran a usar chupete, tuvo una excelente idea, colocó un cartel en la incubadora que decía: «¡Hola! Mi nombre es Pau, recordad que no me gustan ni los chupetes ni los biberones. Mi mamá me dará el pecho siempre que pueda. Gracias».

CONSEJOS DE LOS EXPERTOS PARA UNA LACTANCIA EXITOSA CON BEBÉS PREMATUROS*

Todo servicio de maternidad y cuidado de recién nacidos debe:

1. Tener una política de lactancia materna escrita que sea periódicamente comunicada al personal.
2. Entrenar a todo el personal para implementar dicha política.

---

* Declaración conjunta de la OMS y UNICEF (1989).

3. Informar a toda mujer embarazada sobre los beneficios y manejo de la lactancia materna.
4. Ayudar a las madres a iniciar la lactancia durante la primera hora después del parto.*
5. Enseñar a las madres cómo amamantar y cómo mantener la lactancia aun si se separan de sus bebés.
6. No darle a los recién nacidos ningún alimento ni bebida que no sea leche materna. Hacerlo sólo por indicación médica.
7. Practicar el alojamiento conjunto, dejar que los bebés y sus madres estén juntos las veinticuatro horas del día.
8. Fomentar que la lactancia materna se dé cada vez que se pida.
9. No dar tetinas, chupetes u otros objetos artificiales para succión a los bebés amamantados.
10. Promover la creación de grupos de apoyo a la lactancia materna y referir las madres a éstos.

---

* Sólo se refiere en este ítem a bebés nacidos a término. *(N. de la A.)*

Capítulo V

«¿PUEDO QUEDARME CONTIGO UN RATITO MÁS, MAMÁ?»

El mundo sensorial de un bebé sólo puede desarrollarse plenamente en función de alguien con quien tenga un contacto de cuidados y afecto permanente.

LA AUTORA

Lo que se conoce como método «madre canguro», también llamado contacto piel a piel, consiste en tener al bebé semidesnudo contra el pecho desnudo de la madre. Dentro de las ventajas de este método es importante destacar que los bebés prematuros que tienen más contacto piel a piel logran una rápida normalización de la función respiratoria y, por lo tanto, también registran una menor cantidad de apneas. Al mismo tiempo, logran más rápido no sólo poner en marcha el reflejo de succión sino que son capaces de mantener un ritmo constante y permanecen más rato tranquilos, debido esto último al leve movimiento acompasado de la respiración que realiza la madre, asimismo controlan mejor su temperatura corporal, al estar «pegados» al corazón de su madre y envueltos en una atmósfera ideal de temperatura y sonidos cardiacos. Igualmente habrá que taparlos con mantas para que no pierdan calor. Los bebés prematuros que permanecen en el pecho de la madre se apartan por ese tiempo de estímulos inadecuados producidos por la incubadora, como ruido y vibración del motor, exposición continua a la luz y los movimientos que deben realizar sobre suelo rígido. La asiduidad con que la madre pueda estar practicando el método «madre canguro» con su hijo también le ayudará a reconocer cuáles son los signos de riesgo de estrés, tanto como las señales que indican que el bebé se encuentra bien y puede tener un crecimiento sostenido.

También podrán comprobar rápidamente cómo es su bebé cuando está en un estado de relajación global mientras disfruta de la relación con su madre.

Si bien el doctor Nils Bergman, pediatra neonatólogo y director de la maternidad del Hospital de Mowbray (Sudáfrica), es quien más ha insistido en que la lactancia y el método canguro se lleven a cabo lo antes posible si no hay riesgo para el bebé prematuro, en nuestro país ha sido el eminente doctor Adolfo Papí, neonatólogo del Hospital de Tarragona, quien además ha demostrado que aun con pocas semanas de gestación, 31, la mayoría de los niños prematuros mostraban patrones de conducta que indicaban buena tolerancia del método «mamá canguro», como manos abiertas, sonrisa, sueño profundo o alerta tranquila. También se ha comprobado que las sesiones de lactancia materna fueron más largas de lo habitual, porque alternaban períodos de succión efectiva con períodos de sueño profundo. Las madres participaron activamente, mirando, sonriendo, hablando, tocando e incluso jugando con sus hijos.*

Por otra parte, otra de las ventajas para el bebé es que éste vuelve a su hábitat natural. Está en un hábitat conocido, diseñado para

* R. Closa Monasterolo, J. Moralejo Beneitez, Mª. del M. Ravés Olivé, Mª J. Martínez Martínez y A. Gómez Papí, «Método canguro en recién nacidos prematuros ingresados en una unidad de cuidados intensivos neonatal», *Anales Españoles de Pediatría*, volumen 49, nº 5, 1998.

él, donde encontrará alimento. Mediante el método «madre canguro» el bebé buscará succionar el pezón. El hábitat hace algo más que aportar las necesidades nutricionales. El doctor Bergman, quien ha logrado unir sus estudios a otros de neurobiología, como los llevados a cabo por el doctor Alan Schore, ha demostrado que si el bebé está en el pecho de la madre, pone antes en marcha sus mecanismos neurobiológicos y puede satisfacer todas sus necesidades. Bergman explica que es la criatura quien tiene el programa neurológico de «nutrición» y que es ella quien lleva la iniciativa, quien estimula a la madre y le «enseña» el arte del amamantamiento. Si ello no ocurriera, el cerebro arcaico del bebé lo viviría como una amenaza. Para entenderlo mejor hay que imaginar que el cerebro del bebé se comporta según tres programas regulados básicamente por hormonas. Uno es el de la nutrición; otro, el de la defensa, y otro el de la reproducción. La puesta en marcha de uno de estos programas determina el comportamiento físico. Cuando el bebé es separado de la madre, de su hábitat natural, el programa de «nutrición» se cierra y se abre el «de defensa»; la criatura entra en un estado de alerta y protesta mediante el llanto, reclamando ser devuelta a su hábitat. De hecho, investigaciones efectuadas recientemente nos permiten afirmar que en el contacto piel con piel (su hábitat normal) es el recién nacido mismo quien sirve sus propias necesidades y no la madre. Ésta es otra de las razones por las que la oxigenación de la criatura mejora en el contacto piel con piel: se siente segura. El equipo de Bergman llevó a cabo un estudio comparando criaturas recién nacidas apegadas a la madre con otras separadas de ella; se aseguró de que ambos grupos recibían exactamente la misma atención y cuidado y que la única diferencia era el estar o no con la madre. La tasa de cortisol, según muestras de saliva de los bebés, era el doble en las criaturas separadas de la madre. De esta manera se comprobaba que el solo hecho de la separación produce una situación de estrés en la criatura recién nacida. El aumento de la tasa de cortisol —el aumento del estrés— puede llegar a ser hasta de diez veces más. Obviamente, no hay que tener mucha imaginación para descubrir qué ocurre cuando además de a la separación se somete a la criatura a manipulaciones con pinchazos, sondas, focos, ruidos, etcétera. Sin embargo, basta una hora de contacto piel con piel con la madre para que la tasa de cortisol se regularice. Además, el llanto de los bebés que están piel con piel con su madre tiene una tonalidad completamente diferente, y se ha sugerido que podría tener el objetivo de reclamar la ayuda de la madre para alcanzar el seno y mamar.

VENTAJAS PSICOBIOLÓGICAS PARA EL BEBÉ

La sobreestimulación de sonidos, luces y contactos con extraños son vivencias dolorosas para los bebés prematuros, ya que las hormonas del estrés aumentan la percepción del dolor. El resultado es similar al efecto de la picadura del escorpión, que es mortal. Las complicaciones que se producen durante el nacimiento afectan a la personalidad que el niño va a desarrollar, incluso de adolescente; su capacidad para relacionarse con otras personas, su autoestima... Si a ello se añade el rechazo de la madre y la ausencia de vinculación, podemos constatar una fuerte correlación entre los problemas que presentan de vinculación afectiva la mayoría de los niños que han sido prematuros y el abandono de la madre; en algunos casos esto incluye comportamientos adictivos (necesidades orales del bebé no satisfechas) que sólo se pueden paliar con un mayor contacto. Ésta es una de las ventajas del método «madre canguro».

Aunque en el plano biológico se afirma que el recién nacido es extremadamente inmaduro, es un error deducir que su incapacidad es total. El paradigma del método «madre canguro» se basa en que el bebé prematuro no es un bebé enfermo, sino que ha sido la separación de la madre (del hábitat) lo que ha creado la enfermedad. Y lo más importante: el método mamá y papá canguro permite contrarrestar los efectos negativos de la separación prolongada. Es un encuentro íntimo (siempre que el niño demuestre estabilidad para colocarlo sobre el pecho de la madre). Por ello, independientemente del peso y de la edad de gestación, si para el bebé no hay riesgo de vida es imprescindible iniciar tempranamente el contacto piel a piel. El neonatólogo e investigador doctor Adolfo Papí aconseja que incluso tras el alta hospitalaria la madre siga aplicando el «método canguro» en la casa durante más horas para poder ayudar al bebé en la transición al hogar.

Es importante destacar que el riesgo a contraer un mayor número de infecciones —uno de los mayores peligros de la prematuridad— no se ha detectado por practicar este método en las unidades de cuidados intensivos. Igualmente, todas las unidades de cuidados intensivos neonatales son muy estrictas en lo que se refiere a las normas de higiene: lavado de manos, brazos y antebrazos, cepillado exhaustivo de uñas, y vestimenta esterilizada que el hospital deja a los padres y que incluye una bata y un gorro para el pelo. Tened en cuenta que el riesgo de infección es uno de los problemas más difíciles a los que puede tener que enfrentarse vuestro bebé, y que a vosotros también os compete poderlos evitar. Por último, hay que tener en cuenta que aplicar el contacto piel a piel, llevado a cabo durante varias horas al día, si no existe ninguna otra complicación, disminuye considerablemente los días en que el niño debe estar hospitalizado.

No en vano, años atrás, a los niños sólo se les podía llevar a casa cuando llegaban a los 2.500 gramos, y ahora con tan sólo 2.000 gramos o incluso menos. En nuestro país este programa se aplica desde hace muchos años, y ya se están implantando clínicamente otros de alta precoz, es decir, que el bebé pueda marchar mucho antes a casa si su estado de salud lo permite, si los padres se hallan preparados emocional y psicológicamente para cuidarlo, y con la ayuda indispensable de un equipo médico y asistencial a domicilio, obviamente continuando con el contacto piel a piel y durante el mayor tiempo posible. Por cierto, cuando os vayáis a casa practicadlo casi todo el día. De la misma manera que privar a la criatura de su nicho normal hará que el prematuro enferme, con el «método canguro» es devuelto a su hábitat original, lo cual de algún modo lo sana. Cuando el bebé no esté con su madre, que es su hábitat, llorará cada vez con más desesperación y pasará del estado de alerta al de angustia, hasta que el cansancio lo rinda. Bergman dice que llorar es nocivo para los recién nacidos; ello restaura la circulación fetal y aumenta el riesgo de hemorragia intraventricular y otros problemas. No se puede justificar el dejar llorar a una criatura, ni por la antigua creencia de que servía para «hacer pulmones», ni por la moderna que pretende convencernos de que es una vía saludable de desahogo (que es como confundir una herida con la bala que la produce). Posiblemente ésta sea la razón principal por la que desde hace un par de años ya nadie se opone a la intervención y al contacto con el bebé por parte de los padres mientras está ingresado. En la actualidad, afortunadamente, las cosas han cambiado, y sabemos incluso que el contacto temprano no sólo favorece la sensación de seguridad del bebé sino que le beneficia de un modo integral.

REACCIONES IMPREDECIBLES DE LOS BEBÉS PREMATUROS

Contrariamente a lo que la mayoría de los padres piensan, a medida que los bebés prematuros maduran, su conducta puede tornarse más difícil de definir, y es que en esta etapa puede suceder que vuestro bebé no sólo se ponga tenso cuando lo vayáis a coger, sino que en lugar de acurrucarse entre vuestros brazos tienda a moverse como si estuviera incómodo. Estas reacciones impredecibles durante el contacto piel a piel pueden inhibir gran parte de vuestras expresiones de afecto hacia él, debido a la sensación de rechazo que podéis experimentar. De hecho, este tipo de conductas por parte de vuestro hijo no significa que no desee estar con vosotros. Como nos pasa a los adultos, que en ocasiones nos sentimos mejor cuando estamos lejos de todas las impresiones del medio que nos rodea, ellos a veces también prefieren la tranquilidad y el aislamiento.

Por ejemplo, cuando vuestro hijo duerme y mantiene una respiración baja está utilizando su único mecanismo de defensa para poder regenerarse a todos los niveles, ¡incluso su sistema nervioso también está madurando!, así que, por favor, no lo molestéis...

Si se trata del único espacio de tiempo de que disponéis para estar con él y no sabéis qué hacer, es muy importante que pidáis consejo sobre cómo actuar a alguna de las enfermeras. Tened en cuenta que si tras despertarlo él manifiesta una actitud de rechazo, es probable que después os sintáis apesadumbrados y culpables porque, sin duda, se generará una situación de tensión.

No obstante, necesitáis observar mucho a vuestro bebé para saber cuáles son sus verdaderas señales, y no las que ansiosamente las mamás y los papás prematuros acostumbramos a suponer.

Recuerdo que cuando iba a ver a mi hijo para tenerlo una hora o más sobre mi pecho, no sólo no me animaba a ser yo quien lo cogiera para sacarlo de la incubadora, sino que siempre debía pedir ayuda a mi marido o a una de las enfermeras del hospital. Cada vez que intentaba hacerlo sola, él fruncía el ceño y yo lo entendía como un mensaje de disgusto.

Si bien ya me sentía capaz de cambiarlo y darle un biberón cuando contaba con sólo 1.400 gramos, aún me resultaba imposible ser yo quien le quitara los electrodos, lo sacara de la incubadora, lo envolviera con mantas y lo acurrucara contra mí. En una ocasión, en que había ido sola y no había más que una enfermera para controlar las constantes de seis niños, le pedí que me ayudara. Ella me miró y me dijo: «Hace días que te observo y creo que a ti lo que te condiciona es estar pendiente de las alarmas de los monitores, no la expresión de tu bebé». Y acto seguido los desconectó y me sugirió que intentara coger a mi hijo. En verdad, debo confesar que sacarlo de allí fue como derribar en un instante gran cantidad de muros, todos relacionados con el temor de hacerle más daño del que imaginaba que ya le había hecho durante el embarazo y que no era verdad. Instantes después abrí la incubadora, le quité a mi bebé los electrodos que tenía pegados con cinta al pie y en el abdomen, lo acuné suavemente entre mis manos y lo apoyé del mismo modo sobre mi pecho. Seguidamente, lo cubrí con mantas y disfruté de su contacto. En verdad, hasta ese instante nunca me había sentido tan libre. Y creo que él también entendió a su manera que algo maravilloso sucedía. A los pocos minutos se quedó profundamente dormido, respirando a un ritmo constante. Mientras disfrutaba sintiendo el calor de su cuerpo y su respiración sobre mi piel, me acerqué un poco más hasta la incubadora, cogí el electrodo correspondiente y, con la misma cinta que tenía, se lo pegué en el pie...

Aunque parezca extraño, que tu hijo esté en un entorno aparentemente hostil controlado por monitores —cuyas alarmas saltan ante cualquier variación del ritmo cardiaco, de la función respiratoria, de saturación de oxígeno y de tensión arterial— puede estar determinando muchas de tus reacciones. Por esta razón, si crees que todo ello te condiciona, pregunta a las enfermeras que estén a su cargo si es posible bajar el volumen de dichos monitores unos instantes. Y es que tu único objetivo es a partir de ahora promover entre tú y tu hijo una interacción positiva, así que no dudes en decirlo en caso de que lo creas conveniente. Explícales que te sientes inhibida y que sólo se trata de ver si así puedes atreverte a coger a tu bebé sin ningún temor. El día en que lo coloques piel a piel sobre tu pecho y sea capaz de asirse a ti con tal desespero que veas las huellas de sus manitas sobre tu piel te aseguro que mágicamente desaparecerán muchos de tus miedos...

SEÑALES DE DISGUSTO DEL BEBÉ DURANTE EL CONTACTO PIEL A PIEL

Pocas veces suele ocurrir, pero a veces los bebés perciben los estados de ánimo de la madre. Si ésta está tensa (por ejemplo, ha llegado tarde y está agitada), es mejor que se relaje. A veces puede ocurrir que sea el bebé el que está muy excitado y haya que ver qué señales utiliza para transmitir que ya no desea recibir más estímulos. Para ello, debéis observar qué os quiere decir con la posición de su cuerpo, la expresión de su cara, el color de su piel, la rigidez y tensión de algunas zonas determinadas, como por ejemplo las manos y los pies. ¡A veces las extremidades de nuestros pequeños hablan por sí solas! Por ejemplo, reparad en qué os quiere decir cuando:

- ❐ Tiene los dedos de las manos tensos y como de punta.
- ❐ ¿Tiene los pies relajados indicando que se encuentra a gusto o rígidos?
- ❐ ¿Las manos están apretadas?
- ❐ ¿Qué os dice su expresión? ¿Es relajada? ¿Está manifestando incomodidad o dolor mediante algún gesto o una mueca?
- ❐ ¿Cómo es el color de su piel? ¿Traslúcida y como azulada, indicando su tensión emocional, o es tenuemente rosada como cuando está tranquilo?
- ❐ ¿Respira moviendo la parte alta del tórax o lo hace con la parte baja del abdomen, indicando así que mantiene un ritmo tranquilo y constante?
- ❐ ¿Tiene hipo?

Si detectas una o varias señales de tensión, antes de practicar el «método canguro» habla con una enfermera y pregúntale si es el momento adecuado.

A veces, muchos bebés se calman con el movimiento. Si por algún motivo no puedes estar de pie, colúmpiate un poco mientras estás sentada. No te olvides de sostenerlo con una mano por la espalda sin realizar ningún movimiento más que el del contacto y la contención. A veces, cuando están muy excitados, las caricias pueden ser un estímulo excesivo.

Antes de despedirte de él hidrata su cuerpo con aceite de almendras dulces, suavemente, y deja que descanse. Esto tiene una doble ventaja: la sensación táctil de las manos de mamá o de papá y la hidratación de la piel. Considerad seriamente que son muchas manos diferentes las que tocan a vuestro pequeño a lo largo del día, así que debéis ayudarlo a diferenciar cuándo se trata de algo que le va a doler y cuándo no. Vosotros debéis darle alguna señal para que comprenda que no le haréis daño. ¿Cómo? Pues comenzándolo a tocar siempre por el mismo sitio. Elegid una zona en que no sea pinchado, no se le coloquen electrodos ni se le tome la tensión arterial. Ésa tendrá que ser vuestra *zona mágica*, es decir, con la que él no se irritará ni se alterará si es tocado en ella. Si debéis pasarle aceite de almendras dulces, dejad primero durante unos minutos la mano suavemente colocada en dicha «zona de seguridad», y sólo después dedicaros a extender el aceite. Preferentemente no hagáis movimientos hacia atrás y hacia delante, sino siempre para el mismo lado y en una misma dirección: de arriba hacia abajo, de la cabeza a los pies. Intentad que se encuentre cómodo y no con las piernas y los brazos extendidos. Esta postura abierta les causa sensación de desconsuelo, soledad, desprotección. Intentad pasarle el aceite de almendras dulces en una posición de recogimiento. Por ejemplo, podéis ponerlo de lado y luego ayudarlo a conseguir una posición fetal. Esto le permitirá volver a reorganizar su cuerpo con más tranquilidad.

- ❐ Pregunta a la enfermera de turno si ese día se le ha realizado a tu hijo algún tipo de prueba, como sacarle sangre o ponerle alguna inyección. Muchas veces es esto lo que los deja inquietos. De ser así, intenta estar con él más tiempo en un contacto piel a piel.
- ❐ Cuando lo vayas a dejar dentro de la incubadora, busca que se encuentre cómodo. Algunas veces, cuando están muy inquietos, prefieren permanecer de costado. Para ello, deberás enrollar una toalla y colocarla por detrás para que se mantenga bien apoyado. Intenta que su posición final no sea muy abierta. Pero siempre pregunta si lo puedes hacer al personal sanitario.
- ❐ No olvides nunca hablarle o cantarle antes de despedirte.

Durante el contacto piel a piel, la mamá y el bebé funcionan como una unidad incluso para regular la temperatura corporal. Esto no quita que en algunos hospitales te proporcionen mantas para cubrirlo igualmente mientras lo mantienes en un contacto piel a piel, independientemente de que sea verano o invierno. Esto se debe a que cuando los bebés son muy pequeños y la mamá aún no ha adquirido la habilidad suficiente para practicar este tipo de contacto, deben sostenerse con mucho cuidado y sentir el límite. ¡A los bebés les da pánico la posibilidad de caer en el vacío!

CONDUCTAS DE REGULACIÓN

Cuando el bebé se calma en el pecho de la madre, son muchas las señales que dan la pauta, como el acercamiento de la mano a la boca, las manos cerradas, agarrarse de la ropa de la mamá, hacer un esfuerzo por encogerse y acurrucarse. Estas señales son visibles para todas las madres; también sentir que el cuerpo del bebé está calentito al estar apoyado en su pecho. La respiración es regular, el color de la piel sonrosado, sus movimientos suaves, tono modulado y posturas suavemente flexionadas y período de sueño continuo y de estado de alerta. Como regla general, las conductas inestables y de extensión se considera que reflejan estrés, mientras que las de flexión podrían reflejar competencia en la autorregulación.

ATENCIÓN EMOCIONAL A LAS MADRES QUE PRACTICAN EL MÉTODO «MAMÁ CANGURO»

La atención a las madres que practican el contacto piel a piel con fines terapéuticos debería ser algo prioritario en todas las unidades de cuidados intensivos neonatales: para poner en práctica el método «madre canguro». Pocos aspectos de la medicina neonatal son tan importantes y a menudo tan ignorados como éste. La atención y el apoyo a la madre de un niño en estado crítico resulta imprescindible, para iniciar el contacto piel a piel. El escenario de luces, alarmas y alta tecnología con el que se va a encontrar la madre en la primera visita debería ser explicado con anterioridad como parte de un protocolo, para que no se produzca ningún rechazo de contacto con el bebé. Fundamentalmente porque se ha observado que la ansiedad materna es mayor cuanto menor es el peso del pequeño, lo que a veces dificulta el proceso de apego seguro. Este contacto con un miembro del personal sanitario mientras dura la internación sirve además para transmitir a los padres un «optimismo realista» y, en casos más graves, ayudarles a comprender que para un niño en estado crítico, cuyo final es dramáticamente previsible, morir en el pecho de su madre es menos doloroso.

Cuando los padres conocen todos estos aspectos, cuando son conscientes de su papel activo en la vida del hijo, dejan de sentir que nada está en sus manos y recuperan fortaleza aun en las peores condiciones. La figura de una *enfermera afectiva* tendría así la tarea de:

- ❐ Enseñar a los padres a reconocer los diferentes estados de su hijo.
- ❐ Estimular a los padres a interactuar con su hijo cuando el estado del niño y las condiciones médicas lo permiten.
- ❐ Ayudar a los padres a reconocer las señales de estrés del bebé a fin de modificar la estimulación e interacción.
- ❐ Asistir a los padres en relación con las expectativas del desarrollo futuro de su hijo.
- ❐ Enseñar maniobras de consuelo para el niño.

- Enseñar a los padres técnicas de posicionamiento.
- Mantener a los padres informados del estado de su hijo. Dar a la madre el apoyo necesario para que pueda ofrecer a la criatura el hábitat normal y ayudar a la criatura prematura a satisfacer sus necesidades implica reconocer que las capacidades neurológicas de desarrollo no están necesariamente unidas a un estado de desarrollo físico de la criatura. La criatura prematura dispone del mismo programa neurológico de desarrollo que las nacidas a término.

REDES DE MADRES SUSTITUTAS

La madre de Lucas y Enrique está casi todo el día en el hospital. Ha empezado a cuidar de sus hijos poco a poco: cambiarlos, ponerles aceite de almendras dulces… Lucas ya pesa casi 1,5 kilos y Enrique unos 20 gramos más. Por fortuna ya los han colocado juntos en la misma cuna térmica para que mantengan el vínculo. Muy cerca de los gemelos está la incubadora de Paquita, que nació con más semanas de gestación pero no logra ganar el peso que necesita porque su madre no la va a ver. La ausencia de respuesta materna ha provocado —según el equipo médico— problemas de desarrollo, tristeza y retraso del crecimiento. El equipo sanitario sospecha que la imposibilidad de establecer un vínculo de apego en bebés humanos por parte de la madre provoca estos y otros problemas más graves en los bebés. La madre de Lucas y Enrique ha pedido permiso a las enfermeras para darle calor y afecto a Paquita y poder practicar con ella el contacto piel a piel cuando se lo permitan. Ahora lo está haciendo desde hace dos semanas y Paquita ha mejorado en algunos aspectos, como el ritmo cardiaco y la autorregulación de la

→

temperatura corporal. Ahora la madre de Lucas y Enrique, que prefiere mantener su anonimato, ha propuesto al hospital crear una red de «madres canguros sustitutas» para todos aquellos niños cuyos padres no los van a ver. Es importante tener en cuenta que, si bien no son muchos los casos en que los padres dejan a sus hijos en las unidades de cuidados intensivos hasta que hayan ganado peso, lo cierto es que los hay. A menudo esto se debe a que el cuidado del hijo es ambivalente; se les cuida en ocasiones, pero una vez en casa se les puede llegar a maltratar por lo que no logran. Otra reacción es el abandono, o bien mantener con el bebé una actitud de excesiva sobreprotección. Esto no sólo deteriora la vida del bebé y luego del niño sino la de la relación de pareja y la interacción con los otros hijos, o de la propia pareja, que muchas veces culmina en la ruptura matrimonial. Algunos padres que desconocen que los lactantes están preparados para vincularse inmediatamente a sus cuidadores y que sólo se trata de dedicarles tiempo suelen creer que todo está perdido, pero por fortuna son los menos. Se ha comprobado que cuando un bebé está en contacto con el cuerpo de su madre durante las primeras cinco horas posteriores al nacimiento el vínculo entre madre e hijo se estrecha notablemente. Cuando el bebé es separado de la madre, esta separación repercute en el comportamiento de ambos. También se ha comprobado que, cuando hay contacto, aunque sea tardíamente, éste ayuda a la madre a ser más fuerte, y lógicamente al bebé, si además se contiene la zona que más ha sido manipulada (a menudo los pies, que es donde es más pinchado). Probablemente un cambio de mentalidad tan occidental ayudaría a que el bebé prematuro deje de ser considerado un ser totalmente impotente y se le ayude a satisfacer todas sus necesidades, especialmente las de contacto, por ejemplo, creando redes de «calor humano» para aquellos casos en que por una razón u otra la

→

madre no puede iniciar el contacto piel a piel con su hijo. Aunque para el bebé sea un hábitat sustituto, siempre será mejor que no tenerlo. A la vista de los conocimientos actuales sobre el comportamiento de las criaturas recién nacidas (lactancia, reacción de protesta-angustia), y en la medida en que el contacto piel con piel compensa la inmadurez del bebé, es completamente lógico pensar que el contacto piel con piel es todavía más necesario en las criaturas prematuras, a quienes la privación inducirá a una «respuesta-angustia». De hecho, existen trastornos a corto, mediano y largo plazo, producidos por disfunciones en el apego, que los padres deberían conocer. No obstante, más allá de que existen estudios y una amplia experiencia en la detección precoz de los trastornos del apego, hay otro dato interesante para la creación de redes de *madres sustitutas* y es que la hormona oxitocina, la que impulsa a las madres a cuidar a sus hijos, y que tiene un efecto sedativo tras el parto, «también aumenta cuando las mujeres cuidan a hijos de otras madres», como dice el neuropsiquiatra, psiquiatra infantil y terapeuta familiar Jorge Barudy. Y continúa: «La capacidad (femenina) de cuidar y asociarse en dinámicas cooperativas está lejos de ser un signo de debilidad. Al contrario, constituyen un poder que dignifica».

DEL CORDÓN ALIMENTICIO AL CORDÓN SONORO. EL LLANTO DEL BEBÉ PREMATURO

Cuando la madre de un bebé prematuro practica el contacto piel a piel, aprende a conocer las demandas de su hijo mediante los diferentes tipos de llanto.

En las unidades de neonatología, a veces, cuando todos lloran a la vez, es difícil diferenciar qué bebé está emitiendo una llamada de necesidades más urgentes. Sin embargo, cuando una madre conoce y mantiene contacto continuo con su bebé, no tarda en descubrir si es su hijo el que envía el mensaje de «estoy mal», «tengo frío», «tengo hambre» o «estoy estresado». Las claves de sus códigos hay que buscarlas en la *frecuencia* y el *tono* de su voz para indicar los diversos tipos de demanda. Ciertamente, tanto para las personas que están a su cuidado en una unidad de cuidados intensivos como, posteriormente, para los padres, sin el llanto sería muy difícil saber qué le ocurre a un niño, ya que tanto los códigos que se esconden tras el llanto como los gritos constituyen un lenguaje que todas las mamás, los papás y personas que estén a su cuidado debemos conocer. Como casi siempre lo único que el bebé quiere es la proximidad de la madre, lo más fácil, rápido y eficaz es ponerlo con poca ropa en un contacto piel a piel.

Es importante destacar que, si bien la frecuencia del llanto y el tono son indicadores indiscutibles para el reconocimiento de los mensajes, no todos los bebés lloran de la misma manera, por lo que es necesario primero aprender a diferenciar los gritos de los llantos, dado que, casi siempre, son estos últimos los que funcionan como una especie de cordón umbilical sonoro con el que los pequeños llaman a su madre para que esté a su lado.

Es probable que cuando el bebé no se encuentre bien produzca un llanto o un grito más intenso y de mayor duración, pero igualmente éstas son cosas que cada madre tendrá que observar y descifrar con mucha paciencia.

Por fortuna, la mayoría de las mamás reconocen el llanto de su hijo entre cientos de otros llantos, lo que indica que, naturalmente, con interés y entrenamiento, no te será difícil saber lo que el bebé necesita.

Algunas madres han comentado, para mi sorpresa, que tienen reacciones corporales cuando el llanto de su bebé es de hambre, por ejemplo, sintiendo una mayor sensación de calor en los pezones. En cierta ocasión conocí a una mamá a la que se le erizaba el vello del brazo cuando su hijo emitía un tipo especial de llanto para que ella estuviera cerca.

Otros bebés producen gritos roncos cuando necesitan estar pegados al pecho de la madre.

No obstante, lo que sí es cierto es que los gritos y los llantos de los bebés prematuros son más urgentes y funcionan como una alarma cuya frecuencia no da ninguna otra alternativa más que acudir rápidamente a ver qué les ocurre.

Si son atendidos y la sensación de abandono disminuye, es posible que dejen de gritar, pero no de llorar, ya que a menudo tardan en calmarse, pero esto no es debido a la falta de atención sino a otros factores que parecieran tener que ver más con la separación durante las primeras horas de vida. Por eso, como los bebés prematuros necesitan muchas horas de disponibilidad, contacto y atención, es fundamental aprender a conocerlos hasta donde nos sea posible o bien hasta donde nos lo permitan. Atender a tu bebé tantas veces como lo pida, acurrucarlo o pasearlo será parte del trabajo de los próximos meses. Mientras el bebé esté en una incubadora, lo que hay que aprender a reconocer es el grito de dolor, más largo, extremadamente agudo y fuerte, seguido por lo general de un silencio motivado por la apnea (una detención momentánea de la respiración).

DIEZ REFLEXIONES DE EXPERTOS

1. La separación de la madre y el bebé prematuro puede comportar modificaciones importantes en las patologías indu-

cidas por el estrés. El «método canguro» es una buena forma de superarlo.

2. La asiduidad en la práctica del contacto piel a piel permite a la madre distinguir un llanto de hambre de uno de sueño, de enfermedad, de sentirse sucio e incómodo o de otra naturaleza.
3. Llevar a la práctica el método canguro ayuda a la integración del padre.
4. Estudios llevados a cabo en Québec, Canadá, demuestran que para los niños de muy bajo peso el método «madre canguro» ayuda a un mejor desarrollo psicomotor hasta los 2 años.
5. El método «madre canguro» no sólo es recomendable para los niños prematuros sino para todos aquellos que tengan necesidades especiales, más aún en aquellos lugares en los que no se dispone de alta tecnología.
6. El contacto piel a piel entre la madre y el bebé ha unido dos factores importantes: ciencia y ternura.
7. Los niños que han practicado con sus madres estos contactos reciben el alta mucho antes.
8. Los hospitales realizan seguimientos neurológicos y de crecimiento a los bebés que han sido prematuros hasta los 7 años. Entre sus observaciones tienen también en cuenta si el bebé recibe contacto mediante el método «madre canguro».
9. Después del alta, hay una mayor frecuencia y duración de la lactancia materna y una mejor respuesta de las madres ante situaciones de estrés.
10. La práctica del «método canguro» permite seguir insistiendo para que en todos los hospitales del territorio español se

cumpla la Declaración Mundial de los Derechos del Niño Hospitalizado (Ottawa, 1998), lo cual debe permitir que durante las veinticuatro horas los padres puedan acompañar al niño, poniendo a su alcance los recursos necesarios en caso de que vivan lejos.

Capítulo VI

ESTIMULACIÓN POSITIVA PARA CONTRARRESTAR LA ESTIMULACIÓN NEGATIVA

La estimulación ayuda a poner en marcha los recursos de los que el bebé prematuro dispone para apegarse y desarrollarse satisfactoriamente.

LA AUTORA

En el Hospital Universitario de Canarias, en Tenerife, algunos bebés prematuros disfrutan de unas sesiones muy especiales de musicoterapia. Sólo algunos, cuando su madre o su padre no pueden estar con ellos. Escuchan nanas con latidos cardiacos de fondo como: *One little, two little, three little Indians/ Four little, five little, six little Indians/ Seven little, eight little, nine little Indians/ Ten little Indian boys*, o bien la voz de su mamá cantándole: «Duérmete mi niño, duérmete mi sol...», o quizás la de su padre contándole de qué color le está pintando su habitación, cómo es el color de su cuna, o lo bien que se portan sus hermanos... Sí, algunos bebés no sólo duermen y sueñan sino que pueden disfrutar de cualquiera de estas dos terapias: escuchar nanas que les ayudan a disminuir la frecuencia cardiaca, o la voz de sus padres para fomentar el apego seguro. Esta moderna forma de estimular a los bebés prematuros tiene sus orígenes en estudios llevados a cabo en el Children's Hospital Medical Center de Akron, Ohio, entre los años 1997 y 2000 (según la pedagoga Elena Melián, presidenta de la Asociación Prematuros sin Fronteras, de Tenerife), en donde se ha demostrado que propicia no sólo mejorar el estrés sino dar el alta hasta una semana antes. La técnica consiste en colocar un mp3 en la incubadora o en la cuna térmica durante un tiempo determinado cuando el peso es superior a los 1.500 gramos, a fin de fomentar estímulos positivos. Melián y su equipo de voluntarias también se ocupan personalmente de estimular a los bebés mediante el tacto y de informar a los padres sobre los beneficios del contacto piel a piel, un servicio que la asociación les ofrece de forma gratuita a fin de defender la estimulación y atención temprana para disminuir el nivel de estrés de los bebés prematuros en las unidades neonatales. También para hacer que los papás participen, ayudándoles a aproximarse más a su hijo, fomentando el vínculo del apego. Los resultados de esta técnica de estimulación con los bebés son realmente asombrosos, ya que controlan mejor el ritmo cardiaco y respiran mejor.

VENTAJAS DE LA ESTIMULACIÓN TEMPRANA

La estimulación temprana permite a los niños prematuros desarrollarse y relacionarse con el medio con un menor esfuerzo, siguiendo sus propios ritmos, animándoles y teniendo fe en sus capacidades, siendo creativos e imaginativos, aportando nuevas estrategias y llevándolas a la práctica y observando los resultados. También es útil para mejorar posibles déficits del desarrollo del niño, mejorando su atención, motivación e interés por el mundo que le rodea. La estimulación temprana, que es ideal para la mayoría de los niños prematuros, también lo es para los bebés que nacen a término. A menudo estas actividades dirigidas se abordan principalmente desde los propios hospitales con ayuda de entidades públicas y privadas que están coordinadas para el establecimiento de criterios comunes de actuación en la detección e intervención en este campo. El papel de los padres en lo que se refiere a la estimulación temprana es también fundamental, según afirma la terapeuta ocupacional del Hospital de Nueva York Carrie Strauch, para quien la estimulación de los niños prematuros por parte de los padres debe ser considerada como un aspecto más en los cuidados cotidianos del bebé. Los programas que Carrie Strauch lleva en el Hospital de Nueva York duran hasta los 3 años, con investigación y seguimiento, y se prolongan hasta los 6 o 7 años cuando pueden aparecer problemas de aprendizaje. Carrie enseña a las familias estrategias para desarrollar la motricidad del bebé, para entender sus necesidades, potenciar procesos sensoriales, la alimentación y, posteriormente, el juego… La estimulación temprana debe ser por ello personalizada, ya que cada intercambio que se realiza con el bebé tiene sus propias pautas, que pueden ir cambiando. No se trata de que todos los padres hagan lo mismo con su hijo, sino cada uno aquello que sirve a ese bebé en particular para calmar el estrés al que está expuesto. La estimulación temprana ayuda a mejorar el tono muscular, la psicomotricidad, a preparar al bebé para nuevos aprendizajes mediante técnicas rutinarias. Carrie Strauch, como terapeuta ocupacional, trata a la mayoría de los niños que nacieron prematuros en hospital hasta la edad de cuando hubiesen tenido que nacer y, posteriormente, en su domicilio.

Por fortuna, muchos hospitales en nuestro país y en el mundo tienen programas basados en el trabajo de personas que llevan a cabo terapias de estimulación temprana con bebés prematuros en las unidades de cuidados intensivos. Algunos de ellos tienen propuestas para que estos programas sean continuados por los padres en sus hogares, que deben seguir con la estimulación en casa. Dichos programas se organizan desde una ayuda que incluye a los padres y al niño, por medio de la información y la observación. Algo que para la psicóloga y escritora británica Sue Gerhardt debería hacerse en todos los casos y con todos los bebés, independientemente de que hayan nacido prematuros, ya que en la primera etapa posterior al nacimiento y en la primera infancia está la base de la salud mental. Hasta los 2 o 3 años se desarrollan muchos sistemas importantísimos en el cerebro, especialmente los que utilizamos para gestionar nuestra vida emocional (como la respuesta al estrés): circuitos bioquímicos cerebrales en el cerebro superior. Todos estos aspectos tan importantes de desarrollo cerebral dependen de las experiencias que vive el bebé con los adultos o con las personas que lo cuidan, debido a que el objetivo es que no se estrese demasiado, porque ellos no se pueden liberar del estrés, no pueden deshacerse de su propio cortisol. Los adultos podemos ir al cine, leer un buen libro, incluso sacar nuestra rabia montando en bicicleta, ¿pero qué puede hacer un bebé estresado? Sin duda ésta es la pregunta que deberían hacerse todos los padres. Y la respuesta es: el bebé necesita ser autorregulado por su madre. No hay que olvidar que para los bebés prematuros estar lejos de su cuidador durante demasiado tiempo es muy estresante: ¡le va en ello la supervivencia! Un bebé necesita a alguien que le cuide, que le toque, poniéndolo en contacto piel a piel, que lo masajee suavemente, que le sonría y lo mire; esto es lo único que le permitirá crear sustancias bioquímicas relacionadas con el placer, y lo que genera placer es lo único que realmente ayuda a que se desarrollen las funciones superiores del cerebro. Por tanto, mantener el contacto visual, sonreír, jugar y divertirse con el bebé deben entenderse como aspectos fundamentales para su desarrollo, como estímulos positivos que contrarrestan los negativos.

URGE DISMINUIR LA ESTIMULACIÓN NEGATIVA

Rubén ha nacido hace siete días. Le han quitado hace una semana el respirador, está con los brazos y las piernas abiertos. Es un bebé precioso, pero está tenso, tiene los dedos de las manos como en punta y su expresión denota dolor. Cerca de Rubén hay un teléfono que lo despierta cada vez que se duerme, además de todos los aparatos de la sala que suenan a destiempo cada vez que un bebé se olvida de respirar o cuando a otro su corazón se le acelera. En la sala hay mucha más luz de la que Rubén puede soportar...

Posiblemente una de las personas que más sepa sobre cómo disminuir la estimulación negativa con los bebés prematuros sea Anna Obradors, enfermera en el Hospital General de Barcelona, uno de los primeros hospitales dedicados a disminuir estímulos negativos en las unidades de cuidados intensivos, y educadora de la Asociación de Masaje Infantil con niños prematuros.

Anna trabaja con niños prematuros —y con sus padres— desde hace más de diecinueve años. «Quizás por ser ex prematura al igual que mis hijos», confiesa.

Para ella no importa tanto que haya grandes hospitales que sean punteros en tecnología, como la calidad humana que se necesita para comprender que si la técnica es fundamental, la calidad humana y el pensar en el bebé también lo es. Para Anna hay en muchos hospitales demasiada estimulación negativa para los bebés, que los estresa, y no cuesta nada bajar el nivel de las luces y cubrir en parte las incubadoras, así como bajar el nivel de ruidos. Es importante considerar el dolor que el estrés produce en los bebés prematuros, y para ello hay que tratarlos con respeto, observar y escuchar el proceso que están viviendo necesariamente al ser altamente invadidos, y también escuchar a sus papás. En este sentido, el hospital para el que ella trabaja ha sido pionero en cambiar un ambiente estresante por uno más adecuado a las necesidades de los neonatos.

Para contrarrestar las frecuentes interrupciones asociadas con los procedimientos que se llevan a cabo en las unidades de cuidados intensivos es altamente recomendable por el bien de los bebés:

1. Agrupar las atenciones para minimizar las interrupciones y promover la duración de los estados de sueño.
2. Disminuir la intensidad de la alarma de los monitores y teléfono.
3. Limitar las conversaciones cercanas al bebé.
4. Responder rápidamente a las necesidades de los bebés para apagar las alarmas lo más rápido que se pueda.
5. Situar a los bebés más lábiles lejos de las áreas de alto tráfico de personas, aparatos, etcétera.
6. Poner avisos en las incubadoras o en las cunas, como por ejemplo: «¡Dejadme tranquilo! Estoy durmiendo».
7. Utilizar luces progresivas que permitan un paso gradual, oscuridad, luz, para reducir el estrés potencial causado en el niño por el cambio súbito en la iluminación ambiental. Utilizar cortinas o persianas para reducir la exposición a la luz directa del sol.
8. Utilizar pantallas para separar los niños adyacentes a las fototerapias.
9. Evitar tapar los ojos de los niños más allá de lo necesario.
10. Si es posible, usar en las alarmas frecuencias de sonido suaves y repetitivas en lugar de las más fuertes. (Es por esto que en estos mismos hospitales se valora el uso de las grabaciones de las voces de sus padres sólo después de valorar la habilidad del neonato para tolerar estos sonidos. Así, si el recién

nacido muestra signos de estrés o inestabilidad fisiológica, la estimulación debiera suspenderse).

11. Algunos hospitales han decidido usar cobertores sobre las incubadoras, instaurando en la unidad períodos de luz tenue; incluso han preferido utilizar iluminación individualizada para la ejecución de los procedimientos terapéuticos.

> Los efectos que se han conseguido por la reducción de la luz en las unidades neonatales son: mayor estabilidad del niño, estabilidad respiratoria, disminución de frecuencia cardiaca, presión arterial, frecuencia respiratoria y actividad motora.

Pero Anna Obradors también prepara a los padres para contrarrestar la estimulación negativa, enseñándoles los beneficios físicos y psíquicos del masaje infantil. Esto no significa que haya que empezar a dar masaje al niño prematuro el primer día; al contrario, incluso puede ser contraproducente, pero sí que podemos intentar al máximo que el ambiente de la incubadora imite al ambiente intrauterino: haciéndole un nido en la propia incubadora, bajando luces y ruidos, dejando que el bebé pueda aproximar sus manos a su cara, que pueda adoptar una postura recogida similar a la fetal (si el equipo médico lo permite), conteniéndolo con nuestras manos. El modo de lograrlo es colocando una mano en la cabeza y otra en las extremidades (contacto terapéutico), cuando ya tolere las manipulaciones por excelencia y el método «madre canguro» y se sienta cómodo en esa posición.

Una vez vaya madurando, esté estable y tolere las manipulaciones, poco a poco se le irán practicando masajes, siempre observando que no aparezcan signos de estrés o inestabilidad y, evidentemente, respetando su ritmo de alimentación y su descanso, que para el bebé prematuro son básicos. Ello no quiere decir que los papás no puedan entrar en la unidad y ver que su hijo está bien y que cuando despierte puedan proporcionarle los cuidados que precise y que puedan proporcionarle. Dar masajes a los bebés también ayuda a los padres a sentirse útiles. De hecho, no habría que dejar de lado la siguiente cuestión: ¿por qué es tan importante la estimulación sonora y la estimulación táctil? Diversos estudios han demostrado que a las treinta semanas de gestación el feto puede reconocer la voz de su madre entre las de otras mujeres; también puede distinguir la lengua materna entre diferentes lenguas, partiendo de una simple palabra o de un simple fonema. El sentido del tacto y las sensaciones kinestésicas también están muy avanzados en esta fase de su desarrollo, y aún más después del nacimiento, por lo que cuando el bebé busca activamente tener la mayor superficie posible de su cuerpo en contacto con la piel de su madre realmente está haciendo un gran trabajo sensitivo. Cuando los padres ponen en práctica la estimulación táctil, están con ello facilitando la transmisión de las informaciones afectivas de la criatura, determinando el desarrollo de los esquemas cerebrales. Esto promueve en el bebé conductas de autorregulación, como aprehensión y succión.

IMPORTANCIA DEL CUIDADO
No hay que olvidar que la mayoría de los bebés prematuros no han tenido la oportunidad de desarrollar la flexión fisiológica que ocu-

→

rre en el último trimestre de la gestación, como respuesta al menor espacio dentro del útero y a un proceso activo de neurodesarrollo. Tampoco habría que dejar de lado que durante varias semanas están moviéndose muy poco en una superficie dura, con el efecto de la gravedad, lo que puede producir deformidades posturales como abducción y rotación externa de cadera, eversión del tobillo, retracción y abducción de los hombros, mayor hiperextensión cervical con elevación de los hombros y un aplanamiento progresivo de la cabeza, que puede afectar a su desarrollo psicomotor, a la relación de apego con sus padres y a su propia autoestima cuando madure. Por eso, el cuidado postural del bebé prematuro es de vital importancia. La enfermeras pueden explicar a las madres y padres cuál es la mejor posición para el bebé cada vez que lo dejen en la incubadora después de llevar a cabo el contacto piel a piel. Para ser colocado de lado necesitará de ayudas, como nidos, mantitas de algodón enrolladas donde pueda apoyarse, para conseguir flexión de las caderas y soporte para apoyar los pies, pero esto sólo debe hacerse por consejo profesional. Se les puede colocar en un nido, con una sábana, con las extremidades flexionadas dentro como si se tratara de un útero artificial. De hecho, la contención del cuerpo es otra medida que incrementa la sensación de seguridad del niño, proporciona quietud y autocontrol y mejora la tolerancia al estrés. ¿Qué mamá no ha visto a su bebé prematuro ir de un extremo a otro de la incubadora buscando fronteras?

SIGNOS DE ESTRÉS Y DE AUTORREGULACIÓN DE LOS BEBÉS PREMATUROS

Es importante que los padres de niños prematuros sepan que cuando nos referimos al estrés del niño prematuro éste se produce por causa de factores ambientales, lo que conlleva una mayor tensión corporal o mental como respuesta. Un bebé prematuro puede llegar a estar «desbalanceado» debido a la exposición persistente al estrés. Algunas de las respuestas que puede generar el prematuro frente al estrés —según los médicos— son la bradicardia, desaturación periférica o privación del sueño. Como se ha explicado, el ruido, la iluminación excesiva y las manipulaciones permanentes interrumpen los estados de sueño y determinan que el bebé utilice le energía necesaria para su crecimiento y desarrollo para hacer frente a los estímulos que no puede amortiguar. En este sentido, estudios acerca de la privación del sueño en animales han mostrado efectos dramáticos, como, por ejemplo, funcionamiento cerebral alterado e irritabilidad. Algunas de las señales que un bebé prematuro puede transmitir a su madre o a otras personas que le cuidan cuando no puede amortiguar los estímulos que le superan son:

1. Desviar la vista o girar la cabeza ante el estímulo visual.
2. Llanto con gritos agudos.
3. Extremidades muy abiertas y tensas.
4. Separar los dedos de la mano o ponerlos como en punta.
5. Hipos, bostezos y estornudos.
6. Fruncir el ceño.
7. Apretar fuertemente los labios.
8. Arquearse hacia atrás y empujar en esa dirección.
9. Movimientos de torsión de brazos, piernas o tronco.
10. Extensión exagerada y mantenida de brazos y/o piernas.
11. Hiperextensión de su cuerpo.
12. Desaturación periférica de oxígeno.
13. Frecuencia respiratoria y frecuencia cardiaca variables.

14. Cambios de color.
15. Salivación exagerada.

> Es evidente que no todos los prematuros presentan muchas señales de estrés, sólo algunas. Su aparición va a depender de las características individuales del niño, pero deben ser tenidas muy en cuenta por los padres para poder avisar de lo que le ocurre al personal sanitario. De hecho, no hace mucho tiempo un estudio llevado a cabo en un hospital de Buenos Aires* demostró que algunos niños prematuros pueden presentar síntomas complejos en la adolescencia, tanto motores como de aprendizaje, o problemas de conducta cuando la estimulación ha sido fluctuante, a destiempo, pasando de la hiperestimulación a la sub o hipoestimulación, lo cual tiene efectos nocivos para los sistemas funcionales. Por fortuna, es mucho lo que los padres pueden hacer para sacar al bebé de este estado.

UNA DOCENA DE COSAS QUE LA MADRE O EL PADRE PUEDEN HACER PARA BAJAR EL NIVEL DE ESTRÉS DEL BEBÉ

Los médicos de las unidades de cuidados intensivos son conscientes de que la idea de que los bebés no experimentaban dolor porque la mielina no está lo suficientemente madura ha quedado obsoleta. Hoy, por el contrario, se administran calmantes muy potentes

* Doctoras I. T. Schapira, E. Roy, M. R. Coritgiani, N. Aspres, A. Benítez, A. Galindo, Lic. N. Parisi y L. Acosta, «Estudio prospectivo de recién nacidos prematuros hasta los 2 años. Evaluación de un método de medición del neurodesarrollo», Consultorio Externo de Pediatría, Hospital Materno Infantil Ramón Sardá, Buenos Aires.

porque se sabe no sólo que sienten dolor sino que se defienden muy mal de él; incluso puede dejarles secuelas y repercutir en su comportamiento futuro o en la sensación de dolor a edades posteriores. Para los médicos es de vital importancia en este sentido el papel de las madres. Éstas son algunas de las cosas que una mamá puede hacer para calmar el estrés de su bebé. No hay que olvidar que si la mamá simplemente está con su bebé hasta que se haya recuperado del episodio estresante, usando estas u otras medidas de consuelo, él aprenderá poco a poco a manejar su propia regulación de estrés:

1. Hablarle antes de tocarle para que primero reconozca la voz. Esto le hará estar preparado para aceptar sin reacciones intempestivas el contacto.
2. Practicar el contacto piel a piel antes de darle de comer, como si se tratara de una breve siesta.
3. Para hablarle mirándole a los ojos lo mejor es colocarlo a unos 25 centímetros de distancia para que el bebé pueda percibir mejor la procedencia del sonido.
4. Tapar el resplandor de las luces con la mano.
5. Abrazarlo con firmeza para que se sienta contenido, especialmente en los pies, donde se le pincha más veces.
6. Si está muy excitado, a veces sólo hay que hablarle en un tono grave y dejar que coja un dedo de la mamá con su manita.
7. Cuando veas que ya está relajado, colócale una manita sobre otra a la altura del pecho. Mejor si está envuelto en una mantita entre los brazos de mamá.
8. Valorar si el bebé demuestra conductas de evitación en respuesta a la manipulación, como desviación de la mirada,

regurgitación, aumento del patrón de extensión o de acercamiento...
9. Instituir oscuridad y quietud en la unidad de cuidados intensivos.

SEÑALES QUE MUESTRAN QUE EL BEBÉ NO ESTÁ ESTRESADO

Así como hay señales de que el bebé no está tranquilo, las hay también de que está relajado y feliz:

1. Comienza a estar más activo y más despierto y muestra esfuerzos crecientes para organizar sus sistemas motor y fisiológico para alcanzar un estado de tranquilidad.
2. Brazos y piernas están relajados.
3. Ojos abiertos.
4. Se chupa los dedos de la mano, que a veces sólo alcanza con ayuda.
5. Duerme relajado.
6. Se acurruca en las esquinas de la incubadora.
7. Succiona intensamente para calmarse.
8. Se mueve de forma permanente buscando contacto.
9. Cubre sus ojos y oídos con sus manos y brazos.
10. Muestra permanentes movimientos de las manos hacia la boca.

Mediante el reconocimiento de estas conductas se pueden desarrollar estrategias para facilitar los procesos de autorregulación. Por eso muchas clínicas neonatales han adoptado protocolos de mínima manipulación. Una adecuada manipulación y posicionamiento de los recién nacidos antes y después de un procedimiento doloroso los ayuda a retomar el estado de alerta necesario para su crecimiento y desarrollo. La manipulación y el posicionamiento adecuado producen al neonato un estado de reposo y calma. También se trabaja para un adecuado posicionamiento, como cuando se utilizan elementos de apoyo para el bebé y para dar contención, debido a que los cambios de posición favorecen la flexión global.

> El recién nacido tiene una capacidad limitada para organizar su conducta y adaptarse al medio y muestra incapacidad para rechazar los estímulos no deseados. Sólo recientemente ha sido reconocida la individualidad del niño, por lo que los padres se convierten de este modo en un poderoso modulador de su cuidado.

PREPARAR EL SEGUNDO NACIMIENTO: LA VUELTA A CASA

Cuando los médicos anuncian a los padres que pueden llevarse el bebé a casa es posiblemente el día más feliz de sus vidas. Es la realización de un sueño largamente deseado. Sin embargo, también empieza aquí un camino de dudas, diferente de cuando el bebé estaba ingresado. Ahora hay que pensar en adaptar horarios, comidas, horas del baño, si hay que dar alguna medicación, si va con algún aparato a casa para medir constantes, momentos para la estimulación, para el método «madre canguro»... Hasta ahora todo esto los padres lo hacían a ratitos, poco a poco. Detrás había un equipo altamente especializado dando pautas, pero ahora todo parecerá como si les cayera de golpe sobre sus espaldas. La buena noticia es que esto no es así, en absoluto. En menos de un par de días el 85 por ciento de los padres ya ha creado una rutina. Por otra parte, no hay que olvidar que los padres siguen en contacto casi permanente con pediatras, neurólogos, oftalmólogos, otorrinolaringólogos, y expertos en masaje infantil o estimulación temprana. Todos estos profesionales serán de vital ayuda no sólo en los próximos meses sino también en los próximos años, en coordinación con la familia y los especialistas en atención temprana.

Otro aspecto importante que hay que tener en cuenta antes del alta del bebé es la preparación de los hermanos. Muchos saben que ha nacido uno, dos o tres bebés y probablemente sólo lo hayan visto a través de un cristal. Si la estadía del bebé prematuro en el hospital ha sido larga es probable que los hermanos hayan sentido la ausencia de la madre y que quieran competir por el afecto cuando el bebé llegue a casa, o que se comporten como personas más adultas de lo que son y se responsabilicen de los cuidados del bebé. Todo dependerá de la edad. Los más pequeños tal vez se muestren irritables, busquen protagonismo, no se quieran separar de la madre ni un segundo o compitan más por el afecto, pero igualmente esto es algo que nunca se sabe. Si el bebé ha tenido o tiene problemas de salud, es importante que los hermanos lo sepan, adaptando la información a su capacidad, comprensión. Y, en cualquier caso, siempre hay que recordar que el único prematuro no ha sido el bebé, sino también los padres, los hermanos (a veces también los abuelos), por lo que es interesante que éstos no cambien su rutina cuando el bebé llegue a casa. Si hay conflictos por la presencia de una mascota, o por situaciones que molesten al bebé, lo mejor es negociar.

SEGUNDA PARTE

Capítulo I

PRIMEROS DÍAS EN CASA

La mayoría de las madres y de los padres de un bebé prematuro saben que su hijo les demandará mucha atención, pues llega a casa con un saco vacío de afecto que es necesario llenar. Durante las primeras semanas, incluso meses, los expertos recomiendan que la mamá duerma con el bebé, al menos con la cuna al lado de su cama, no sólo para controlar que se encuentre bien sino para que él se sienta más seguro. También es importante que tanto la madre como el padre practiquen varias veces al día el contacto piel a piel, incluso que sea llevado en un *foulard* portabebé al dar sus primeros paseos para continuar pegado al cuerpo de uno de sus padres cuando esté en espacios diferentes de los conocidos. Para el bebé, oler, tocar, percibir, ver, oír y gustar la presencia de mamá o de papá ¡constantemente! es imprescindible, como alimentarse, incluso más. Como es fácil comprender, desde que el bebé está en casa el trabajo de los padres puede ser agotador durante los primeros meses, debido a todos los aspectos durante el crecimiento a los que hay que prestar atención, con lo que puede ser interesante tener ayudas extras. La doctora Lisa Brown insiste en que «los niños prematuros necesitan una atención mayor de los padres debido a que presentan un riesgo mayor no sólo por las enfermedades crónicas de los pulmones o un crecimiento más lento en los primeros años, sino que algunos pueden tener con el crecimiento problemas de alimentación y/o problemas de aprendizaje a largo plazo». Otros autores insisten en la importancia de los cuidados durante los primeros tres años, para prevenir o detectar posibles desórdenes de atención-déficit-hiperactividad, o ansiedad generalizada. También hay estudios que asocian la prematuridad a síntomas de estrés crónico, entre ellos en el doctor Bruce Perry, una autoridad reconocida internacionalmente en el desarrollo del cerebro y de los niños en crisis. El director de Child Trauma* asegura que los «múltiples procedimientos médicos dolorosos por los que atraviesa un bebé prematuro» pueden traumatizar a un niño; aunque no todos los niños prematuros experimenten situaciones de riesgo de vida, muchos deberán afrontar procedimientos médicos dolorosos y situaciones que desafían sus mecanismos de adaptación durante el tiempo en que el cerebro se está formando. Para el doctor Perry, los cuidados emocionales durante los primeros tres años (hasta los diez para otros especialistas) son fundamentales. Atrás ha quedado la idea de que los niños pequeños no pueden recordar el estrés crónico o trauma con el argumento de que al fin y al cabo su memoria cognitiva no estaría funcionando hasta alrededor de los 3 años. Hoy se sabe que las experiencias del ambiente pueden dejar una impronta permanente en la estructura y mecanis-

* *www.ChildTrauma.org*

mos de la mente, en especial en el sistema de respuesta al estrés, que se activa por un área localizada en el hemisferio derecho del cerebro, el área que es dominante como centro de las funciones que se usan para la supervivencia: procesamiento de información corporal, recepción y regulación de emociones, regulación del afecto...

El trabajo afectivo de buenos tratos y cuidados en la infancia por parte de los padres puede reducir notablemente estas consecuencias cuando el bebé está en casa. También los buenos tratos y el afecto, así como la seguridad de ser cuidado, ayuda a prevenir síntomas futuros tales como la impulsividad, la distracción, las conductas evasivas, miedos, disociación, problemas para dormir, arranques agresivos, fracaso escolar, falta de concentración, problemas de memoria, respuesta exagerada, evasión, deseo permanente de agradar para ser aceptado o regresiones. De hecho, un estudio llevado a cabo para examinar habilidades funcionales de bebés nacidos con muy bajo peso (menos de 800 gramos) en edad escolar mostró incremento en la distracción, niveles de actividad, ansiedad y retraimiento en situaciones difíciles comparándolos con niños no prematuros. También demostró que tenían dificultad en resolver problemas, se retiraban y abandonaban fácilmente aquello que les demandaba un esfuerzo, desconfiando de sus propias habilidades. Este estudio instó a los profesionales a que hablaran con los padres para que prestaran más atención al aspecto emocional durante los primeros años de vida. Porque, como confirman cada vez más estudios, el modo en que los padres acompañan en el crecimiento al hijo, estimulándolo, tocándolo, acariciándolo, jugando con él y atendiendo sus necesidades, va a determinar mucho la modificación de las tendencias descritas con anterioridad.

CREAR UN AMBIENTE SEGURO

¿En qué consiste un espacio seguro cuando llega a casa el bebé? Sin duda no son pocos los aspectos que hay que tener en cuenta cuando de lo que se trata es de la seguridad física y emocional del bebé. Por un lado, la seguridad del espacio. Que el bebé esté en un espacio donde haya luz natural, que su habitación pueda ser ventilada diariamente durante diez minutos sin que haya corrientes de aire donde está el bebé. Que no haya sonidos fuertes ni tampoco animales que puedan producir alergias. Si alguien en el grupo familiar está enfermo, lo mejor es usar máscara para tapar las vías respiratorias cuando estén cerca, ya que los primeros meses —hasta el año o más— el bebé aún sigue siendo vulnerable en este sentido. Debido a que tal vez los pulmones estaban muy inmaduros cuando nació y probablemente aún no estén lo suficientemente fuertes como para soportar algún virus, es importante que no haya muchas personas en contacto con el bebé al mismo tiempo, al menos durante los primeros días. A veces, la alegría de tener al bebé en casa puede llevar a los familiares y amigos a querer disfrutar de él, pero lo cierto es que no es aconsejable aceptar demasiadas visitas. Por el bien del bebé, será mejor que se les diga a quienes deseen conocerlo y que no sean familiares directos que se aceptan visitas pero para más adelante, dependiendo de la adaptación del bebé al nuevo hogar. Tampoco habría que olvidar que atrasar las visitas también ayuda a la madre a que esté más descansada, incluso después de que haya organizado su vida con el bebé en casa, ni que algunos bebés prematuros tienen que seguir controles permanentes en casa cuando se trata de altas tempranas, cuando marchan con aparatos. En suma, cuando se habla de preparar un lugar seguro para el bebé esto incluye siempre prevenir tanto la angustia de la madre como la del hijo. La angustia y la consecuente disfunción de apego.

Cuando se piensa en un «ambiente seguro», otro aspecto a tener en cuenta son los estímulos físicos que el bebé no pueda amortiguar. En la habitación del bebé, durante los primeros meses, es conveniente que haya pocas cosas, sin que falte una fuente de sonido, por ejemplo un sonajero o un muñeco de goma que al apretarlo haga ruido. Una fuente visual luminosa, como autoadhesivos de pared que se ven por la noche pegados al lado de su cuna. Una lámpara que emita luces con formas diferentes. Un objeto móvil de colores brillantes y contrastantes colocado a 25 centímetros de distancia, por ejemplo, asido a su cuna, pero que pueda moverse para que no sea éste el único elemento que atraiga la atención del bebé. Todo ello en un medio cuya temperatura ambiente oscile entre los 20-25 grados centígrados, para que la temperatura del niño, sobre todo en los primeros días posteriores al alta, se adecue a aquélla (ha de cuidarse la vestimenta para mantener al bebé entre 36 a 37 grados de temperatura axilar, evitando la calefacción con hidrocarburos por combustión). En épocas calurosas se debe mantener el lugar más fresco y ventilado.

Un aspecto importante es no usar productos químicos para limpiar la casa. Mejor utilizar un aspirador con agua y *ningún producto químico*, y ¡que nadie fume en casa! (en ningún lugar de la casa, no sólo no fumar cerca de la habitación donde está el bebé). De nada serviría que os cuidarais de usar productos químicos si el niño aspira el humo del tabaco. Del mismo modo, es importante que al menos durante un año o más no esté en sitios cerrados donde haya habido recientemente gente fumando, como bares, restaurantes...

También las ventanas deben tener cortinas suficientemente gruesas como para permitir que la habitación quede a oscuras mientras el bebé duerme.

Crear un ambiente seguro también implica cuidar los momentos de descanso. Es muy positivo que un niño duerma a oscuras de noche y con un poco de claridad durante el día, para que aprenda paulatinamente a establecer las diferencias de horario. No obstante, algunos bebés, hasta que se adaptan al nuevo lugar, tardan en dormirse si no hay nada de luz. A menudo, los bebés prematuros, debido a que han visto alterado durante tanto tiempo su ritmo de sueño, pueden presentar dificultades para dormirse, en particular el sueño nocturno, por ejemplo despertándose frecuentemente cada dos horas hasta los 4 meses corregidos y ser incapaces de dormir durante un lapso de cinco horas por la noche hasta los 8 meses corregidos. Esta organización del sueño puede ser producto de inmadurez neurológica, demandas nutricionales, edad, temperamento y hábitos previos de sueño. Por ello, es importante que los padres:

1. Acuesten al bebé de espaldas, es decir, boca arriba, y no sobre su vientre.
2. Elijan un colchón cómodo pero que no se hunda demasiado para que no se ahogue.
3. Sepan que si a un bebé nacido a término no hay que dejarlo llorar, incluso de noche, menos aún a un bebé prematuro, pues los riesgos de hemorragia intercraneal si se les deja llorar son muy altos.

Personalmente, siempre me he molestado cuando una «madre experimentada» me decía que debía dejar llorar a mi bebé de noche porque de lo contrario lo iba a convertir en un consentido. Tal vez eso podía ser cierto en el siglo pasado, o a principios de éste, pero no por ello era lo correcto. Para vuestro hijo es muy negativo dejarlo llorar de noche, ¿o deseáis que él crea que tiene un papá y una mamá diferentes cuando todo está oscuro y en silencio? También hay estudios médicos que advierten de hemorragia intercraneal en caso de niños prematuros.

Pensad que la salud mental y emocional de vuestro hijo también se desarrolla según la coherencia de vuestros comportamientos. Además, que un bebé deje de llorar no es indicio de que se haya calmado. Creer eso es un error, pues se bloqueará emocionalmente por la fuerte sensación de abandono. Si vuestro hijo no está enfermo, no tiene hambre y no está sucio, lo que está pidiendo de la única manera que sabe es calor, ternura, cercanía, contacto, mimos, contención, inmediatez, amor, seguridad… Si después de tenerlo abrazado o haberlo colocado en el pecho (en contacto piel a piel, para que mame) no se duerme: ¡llevadlo a vuestra cama! Eso no es malcriarlo; es respetarlo y quererlo con libertad y sencillez.

A algunos bebés que han sido prematuros de alto riesgo les cuesta dormir porque son hipersensibles a los ruidos y las luces; a otros porque se han habituado al ruido y no saben cómo ajustarse a la quietud y a la oscuridad. El uso de una pequeña luz nocturna o de música puede ser de ayuda en este último caso. Los padres deben ser ayudados en este período y provistos de guías sobre los patrones de sueño de los bebés prematuros. Si el bebé ha estado rodeado de luz y de sonidos diferentes, será imposible que cambie rápidamente de costumbres. En su habitación o en la de los padres se puede poner una lámpara con una luz tenue, de unos 15 watios, que se puede dejar encendida durante la noche, o probar a apagarla cuando ya esté dormido. A veces puede ocurrir que se despierte y, al ver todo oscuro, comience a llorar, por lo cual son los padres los que deberán realizar estas pruebas. Claro que no habrá que sorprenderse si, al dormir con la madre, no necesita luz, pero esto se debe a

→

que se siente seguro. Mi hijo, que durante mucho tiempo únicamente durmió sobre el pecho de su padre o el mío, sólo necesitó tener una luz encendida cuando pasó a su habitación. Algunos bebés prematuros, sin embargo, lo que necesitan para dormirse no es luz sino escuchar algún sonido, ya que, si se despiertan y perciben que todo está en silencio, fácilmente lloran. A veces es conveniente entonces dejar una radio encendida con música suave. Esto último es algo de lo que generalmente las mamás se dan cuenta tarde, cuando ya han pasado varias noches acunando a sus hijos pasillo arriba, pasillo abajo. En una oportunidad, una mamá me contó que su hijo se dormía cuando oía el ruido del aspirador funcionando en otra habitación, y que entonces decidió grabarlo y utilizarlo como sonido de fondo, muy suavemente, cuando a su bebé le costaba dormir por las noches aun estando ella a su lado. Esto, lógicamente, tiene su explicación, y es que a los bebés los ruidos continuos y repetitivos, algunas veces, si son suaves, los relajan. Otra mamá grabó con su voz un mp3 con canciones de cuna y se lo ponía a su bebé cuando iba a acostarlo (después de un tiempo, lo empezó a usar también unos cinco minutos antes para que poco a poco lo relacionara con la hora de dormir). También es importante que esté cómodo para dormir. Es probable que aún no pueda mantener una posición de recogimiento, así que lo mejor es acostarlo boca arriba, nunca después de ser alimentado, lo cual puede producirle una broncoaspiración. Antes de dormir intenta que tu bebé esté en un clima relajado y sin demasiados estímulos. Si está en los brazos de la mamá, en un sitio en que está la televisión encendida o la radio, procura que el volumen no sea muy alto, o cualquier otro elemento de distorsión. En cualquier caso, si crees que hay un clima de tensión por cualquier motivo, apártate con él unos instantes a otra sala u otra habitación. Ya sabes que tu hijo es muy susceptible, incluso a los estímulos emocionales. Recientes investigaciones han demostrado que los bebés también sueñan cuando están en nuestro vientre, tanto como después del nacimiento. Esto significa que si deseas que el bebé esté

→

relajado, intenta que haya estímulos positivos también en el ambiente en que se encuentra. Por ejemplo, mientras está sobre tu pecho, antes de ponerlo en su cuna, le puedes entonar una canción con música suave. No hay que olvidar que la vestimenta para dormir debe ser cómoda, de algodón o fibras naturales suaves, sin colores directos en la piel, teniendo en cuenta que las aberturas pueden asegurarse con cintas o botones; no se aconsejan las cintas sujetadoras tipo «abrojo», que pueden lastimar la delicada piel del bebé, así como las costuras numerosas. En todo caso, lo que sí os recomiendo es no aplicar con los bebés prematuros ninguno de esos sistemas tan de moda en que hay que seguir pautas rígidas para que aprendan a dormir solos.

EL MOMENTO DE LA COMIDA

Si hay dos momentos realmente satisfactorios para un bebé, éstos son la comida y el baño. Respecto de la comida, lo ideal es seguir en casa el mismo ritmo que cuando estaba en el hospital, es decir, una toma cada tres horas, si es con biberón y leche de fórmula, y a demanda y sin horario, si se le da el pecho, teniendo en cuenta que durante un tiempo deberá comer de ocho a diez veces al día aproximadamente. Con el tiempo, si duerme toda la noche y su peso es el adecuado para su edad, se pueden espaciar las tomas de la noche, pero esto es algo que dirá su médico y que nunca la madre deberá decidir por tu cuenta. Cierto es que nunca se puede saber cuándo el bebé dormirá de un tirón; esto es igual que la incertidumbre sobre cuándo regalará su primera sonrisa o cuándo le saldrá su primer diente. De todos modos, mientras deba comer de noche, como el agua para preparar el biberón debe estar siempre hervida, lo que puede dar muy buen resultado es tener unos seis de ellos esterilizados con la medida de agua hervida dentro de la nevera. Es importante tener esterilizadas todas las tetinas, biberones, chupetes o cualquier otro utensilio u objeto que él se lleve a la boca. Para esterilizar tetinas, biberones y chupetes puede ser interesante tener un esterilizador medianamente grande. En el mercado existen ofertas muy variadas: eléctricos, de agua caliente, hasta los que se adaptan para microondas, con lo que es posible elegir aquel que se adapte también al tiempo de la madre y sus necesidades. La ventaja es que de este modo sólo es necesario esterilizar una vez al día y lo único que hay que hacer es calentar un poco el biberón para que la temperatura del agua sea la óptima y agregar las medidas de leche. Igualmente, siempre es mejor darles la leche a temperatura ambiente. Cuando el médico indique que el bebé puede comer sólido habrá que tener en cuenta que cambiar el tipo de alimentación implicará descubrir si el bebé acepta y tolera los alimentos que se le van incorporando, también aprenderá a comer con una cuchara en lugar de una tetina, y tendrá que adaptarse a una consistencia mucho más sólida, por lo que su primera comida tal vez no sea para él nada fácil y quizás llore y la rechace. En esos momentos, no será conveniente que la madre se deje llevar por el miedo a que no sea correctamente alimentado, reavivando de este modo el antiguo temor de no haberlo alimentado lo suficiente durante el embarazo, o si el bebé nació con bajo peso para su edad de gestación. En estos casos, lo que la mamá debería hacer es esperar unos instantes, contener al bebé en un abrazo e intentar nuevamente darle el nuevo alimento. Cualquier otra estrategia que fuerce la situación puede resultar inútil y producir una mayor tensión emocional tanto en la madre como en el bebé. En cualquier caso, como la alimentación sólida será progresiva, lo mejor es dar tiempo a que el bebé experimente sabores. Primero comerá frutas, después verduras y por último incorporará carnes y huevo, por lo que lo mejor es que le dejes probar un alimento cada vez, para que aprenda a disfrutar de ellos y para que tú sepas cuál no le sienta bien, en caso de que ello ocurra. Es importante que no se añada ni sal ni azúcar a las comidas del bebé. Y, por favor: que las mamás no se obsesionen con el peso del bebé mientras éste se adapta a la comida sólida. He conocido madres de bebés prematuros que han llegado a pesar a sus hijos cada día durante los primeros tres meses. Esto puede ser un indicio de que la prematuridad del bebé ha tenido efectos tan traumáticos en la madre que aún los arrastra.

> Es probable que en algunos casos el médico recomiende no esperar más de cuatro horas entre comida y comida por riesgos de deshidratación. Es por esto que hay que informar al médico si el bebé regurgita (vomita leche), en especial si lo hace demasiado, porque entonces le faltará alimento. También es posible que el médico decida dar al bebé dosis extras de hierro. Esto se debe a que a menudo los bebés prematuros tienen anemia debido a su inmadurez. Es común que algunos pediatras te aconsejen añadir al biberón una cantidad determinada de hierro y alguna leche especial de fórmula. Después de más o menos cuatro meses de tomar gotas de hierro el bebé tendrá aproximadamente la misma cantidad del mismo que uno que nació a término; no obstante, el médico puede querer que el bebé tome gotas de hierro durante un año o más. A veces, cuando empieza a comer sólidos, el pediatra puede considerar que no es necesario continuar con él, pero esto debe decidirlo el médico, y hará una lista detallada de aquellos alimentos que se le pueden proporcionar para cubrir las cantidades que el pequeño necesita.

EL PLACER DEL BAÑO

El baño es otro momento de gran placer para el bebé. El contacto de su cuerpo con el agua, las caricias de mamá, el abrazo desnudo contra su pecho antes y después del baño, le ayudan a descubrir muchas sensaciones. Durante las primeras experiencias, lo ideal es que preguntes a las enfermeras del hospital a qué hora era el baño del bebé, si es que lo bañaban,* para que continúe con el mismo ritmo. Otra opción es hacerlo antes de la última toma de la noche, antes de ir a dormir, para que esté más relajado.

Si ya se tiene una bañera, perfecto, pero si hay que comprarla existen hoy en el mercado unas especiales para colocar a los niños en posición de semisentados mientras se les asea. Colocar al niño suavemente en el agua, preferentemente sostenido en decúbito ventral, evitará el reflejo de Moro, el de caída al vacío. En cualquier caso, el baño no deberá ser muy prolongado y lo ideal es utilizar jabones específicos para la piel del bebé y que sean recomendados por el pediatra. Muchos bebés que han sido prematuros tienen luego piel atópica, con lo cual se recomienda la utilización de jabones neutros y sin perfume; también es conveniente no usar lociones ni utilizar talcos. Para secar al bebé, lo ideal es hacerlo con toallas de algodón rizado que sean suaves, dándole suaves palmaditas. Es importante que no coja frío. Conviene tener un neceser en el que

* En general, existe una inclinación a no bañar a los bebés prematuros mientras están en las incubadoras porque pierden calor. Puede ser entonces que su higiene se realice con un algodón húmedo y se le seque con gasas. En algunos hospitales, sin embargo, sí se les da un baño cuando se acerca la fecha del alta.

haya crema humectante, gasas y aceite de almendras dulces. Es importante aprovechar los momentos posteriores al baño para hacerle masajes que refuercen su imagen corporal o para jugar con él.

¡CUIDADO! LOS BEBÉS, A SU MODO, TAMBIÉN DICEN: «¡BASTA YA!»

La mayoría de los bebés prematuros cuando llegan a casa pasan con frecuencia del sueño al llanto debido a su excitabilidad, porque hay otros estímulos. Como se ha explicado, el contacto piel a piel suele ser durante los primeros meses de estar en casa la mejor fórmula para calmarlos. En estas circunstancias, si les cuesta calmarse, pocas veces da buenos resultados darles el chupete para que succionen, como tampoco mostrarles algún juguete o intentar jugar con ellos en esos momentos. Si ponen las piernas y los brazos rígidos por el enfado, es probable que estén rebelándose por un exceso de estimulación del medio ambiente y que lo único que deseen sea un contacto tranquilo. Evidentemente, la aptitud del bebé para ser tranquilizado dependerá de muchos factores que tienen que ver en esta etapa con su propia capacidad para tranquilizarse, con lo que la mamá podrá probar con sostenerlo contra su pecho suavemente, o dejarlo en su cuna y cogerle la mano. La idea es probar qué lo relaja más. Para la madre y el padre conseguir que el bebé se calme es una experiencia decididamente importante para su autoestima, así que hay que intentar primero estar relajados vosotros. Los primeros días en que el bebé está en casa, esto puede parecer muy difícil si el niño no deja de llorar, incluso se ha comprobado que muchas madres y padres padecen sín-

→

tomas depresivos o sienten rechazo hacia su hijo tan sólo por no sentirse adecuados cuando no pueden calmarlo. Tampoco hay que olvidar que cuando un bebé no logra consolarse a sí mismo, por ejemplo, chupándose el dedo o succionando en vacío, puede ser porque todavía sea muy inmaduro en el plano motor y por eso necesite ser suavemente mantenido. Recuerdo que a mi hijo, que además de tener dificultades para conciliar el sueño lloró los primeros quince días prácticamente todo el tiempo, con sólo tomarle el pie izquierdo muchas veces parecía calmarse. Por alguna razón, la sensación de sentirse sujetado en esa zona mientras estaba sobre mi pecho parecía calmarlo y, a partir de entonces, ése fue otro de los remedios que aplicamos para que dejara de llorar. Claro que con el tiempo su padre y yo descubrimos que los bebés prematuros son pinchados generalmente en los pies. A veces, los bebés pueden sentirse excitados por cuestiones tan sencillas como cantarle en un tono de voz muy agudo.

Como madre o padre de un bebé prematuro es importante no perder de vista que así como la falta de estimulación es muy perjudicial para su desarrollo, el exceso puede ser también muy nocivo, ya que con el tiempo es probable que él mismo inhiba sus expresiones de contacto para no tener que «soportar» situaciones que no puede controlar ni está preparado para hacerlo. Hay estudios que demuestran hasta qué punto la sobreexcitación en esta primera etapa es perjudicial, como los llevados a cabo por el doctor en pediatría Whitfield, neonatólogo del BC Children's Hospital Columbia, y la doctora Grunau, que examinaron las secuelas a largo plazo de los estímulos estresantes, detectando que éstos podían manifestarse incluso hasta pasada la segunda infancia.

Los controles médicos rutinarios al pediatra que necesita un bebé prematuro suelen ser bastante continuos. Los controles neurológicos suelen ser más espaciados en el tiempo. Tanto unos como otros se evalúan por la *edad corregida*, es decir, por la *fecha en que debería haber nacido*. Excepto en lo que se refiere al calendario de vacunación, que se lleva a cabo según la edad cronológica, para todo cuanto tenga que ver con el desarrollo y el crecimiento es conveniente tener en cuenta lo que se llama edad corregida.

> La *edad corregida* es la diferencia entre la fecha de nacimiento y la fecha en que debería haber nacido. Por ejemplo, un niño que debería haber nacido a comienzos de septiembre y nació a mediados de junio tiene una edad corregida de 2 meses y medio, que es la diferencia entre una y otra fecha. Así, cuando cumpla 8 meses desde el nacimiento, en realidad tendrá 5 meses y medio. Es por esto que hasta los 3 años aproximadamente un niño que nació prematuramente tiene dos fechas a tener en cuenta: la de nacimiento y aquélla en que debería haber nacido.
>
> La edad corregida no es tenida en cuenta para un bebé nacido sólo unos días o semanas antes, porque se considera que ha nacido cerca de la fecha prevista. También una buena idea es cambiar la idea de la edad corregida cuando empiezan el parvulario a los 3 años. Cuando el niño comience la escuela es interesante tener una entrevista con el asesor psicológico de la misma para que pueda medir correctamente los resultados de los exámenes del niño.

Durante los primeros meses, y hasta el primer año, es normal observar que los bebés prematuros tienen etapas de rápido crecimiento y períodos en que éste parece como si se detuviera. En general, el pediatra medirá el peso, la talla y el contorno de la cabeza (perímetro craneal). Para ajustar el crecimiento del bebé, el pediatra tendrá en cuenta unas tablas de crecimiento que se usan habitualmente. Los bebés que nacen con pesos inferiores a 750 gramos tienen más dificultades para alcanzar pesos normales en tiempos estipulados, así que si tardan un poquito más no hay que desesperarse. Algunos de los aspectos importantes que los padres deberían tener en cuenta para el seguimiento del bebé prematuro son:

1. Valoración del crecimiento del niño y cuidado de su alimentación. Esta valoración también debería incluir consejos para los padres, para saber si es alérgico a algún medicamento, o para que no lo sobrealimenten o para que no caigan en la indulgencia dejándole comer lo que quiera por tratarlo como a un niño vulnerable.
2. Valoración de las respuestas del bebé, es decir, si se muestra activo, cuándo se sienta y cuándo gatea por primera vez.
3. Valoración y estimulación del desarrollo psicomotor.
4. Detección y tratamiento de problemas visuales y auditivos. Control de la visión y audición. Un gran número de los niños prematuros tienen retinopatía y, por eso, los oftalmólogos, alrededor de las cuatro a seis semanas de vida posteriores al nacimiento evalúan a todos los niños que pesan menos de 1.500 gramos. Los problemas oftalmológicos no terminan con la resolución de la retinopatía, ya que estos niños desarrollan con mayor frecuencia miopía y astigmatismo; muchos de ellos deben usar gafas desde preescolar, a veces antes de los 3 años, de modo que deben continuar con

controles anuales o, al menos, cada dos años. Los padres suelen darse cuenta porque se acercan mucho para mirar figuras, pintar, o porque les duele la cabeza o hacen algún movimiento con los párpados. Se debe explicar muy bien a los padres el diagnóstico de retinopatía y la importancia del control en las fechas indicadas, para detectar a tiempo alteraciones que, de no ser tratadas, pueden incidir en mucho en la visión del niño. Por otra parte, la miopía suele agudizarse con el crecimiento, así que los controles son absolutamente necesarios.

5. Prevención de infecciones respiratorias. Los papás de un niño prematuro deben ser muy cuidadosos con este tema y seguir siempre las indicaciones médicas. Consultar con especialistas si el niño tiene bronquitis a repetición.
6. Realizar seguimiento neurológico en las fechas indicadas. A todos los niños prematuros los evalúa el neurólogo dentro de la unidad neonatal, mediante ecografías en la primera semana de vida y al mes de edad, por el alto riesgo de hemorragias intracraneales, que se deben detectar precozmente, además de las medidas de prevención. El neurólogo también efectúa en todos los niños, a las 40 semanas, un chequeo que es el que tiene mayor relación con el pronóstico neurológico a largo plazo; a esa edad los reflejos son muy vivos y las alteraciones del tono muscular permiten pronosticar la evolución posterior. Después se hacen chequeos cada tres meses durante el primer año. Tras el primer año, se chequean anualmente hasta los 7 años o hasta la edad escolar, para detectar problemas de aprendizaje.
7. Controles bioquímicos rutinarios para valorar la anemia.

SEÑALES DE QUE HAY QUE IR AL MÉDICO CON URGENCIA
Por suerte, las mamás y los papás tenemos un sexto sentido para saber si nuestros hijos no se encuentran bien, pero si el bebé es prematuro es conveniente llevarlo urgente al médico si: ▪ Crees que no recibe el alimento suficiente porque pierde peso o se niega a comer. ▪ Tiene alguna erupción. ▪ Se pone rígido, le molesta la luz y no mueve la cabeza. ▪ Está desganado. ▪ No juega y se encuentra débil. ▪ Vomita y tiene fiebre. ▪ Tiene un color morado alrededor de los labios. ▪ Tiene deposiciones líquidas.

LA EVOLUCIÓN DEL HIJO Y EL CUIDADO EMOCIONAL DE LOS PADRES

No debemos olvidar que el bienestar de un bebé prematuro depende de sus padres, del estado emocional de éstos. El pediatra y otras personas de la familia pueden ser buenos apoyos en este sentido. Es importante que tanto la madre como el padre hablen de sus dudas y preocupaciones a medida que el bebé crece, lo que ayudará a mantener la fortaleza en los momentos en que el bebé tenga algún problema, si es que los tiene, incluso a veces algunos tan simples pero tan complicados de sobrellevar como las dificultades para dormirse.

Si el bebé está sano y juega, e igualmente se muestra incómodo, puede ser que necesite más abrazos. Si es así, ¡os lo suplico!, no busquéis excusas de orden físico para calmar vuestra ansiedad. Por ejemplo, es común que muchas veces las mamás y los papás digan «está así porque le duele la barriga», «le están saliendo los dientes» o bien «la comida le sentó mal». Sin duda, en ocasiones esto puede ser cierto, pero no siempre que un niño llora le ocurre eso, simplemente porque, por ejemplo, los dientes molestan cuando salen en unos días muy puntuales. Cuando los padres tienden a imaginar siempre que a su bebé le ocurre algo físico, perdiendo de vista lo afectivo y emocional, en lugar de asumir la propia ansiedad, suelen tomar distancia afectiva y física después de haber encontrado al «hipotético culpable», ya que, a menudo, cuando a un bebé le duele la barriga, se le hace de todo menos abrazarlo. He conocido madres que al observar un dolor de barriga en el bebé lo han dejado al cuidado de un tercero para ir a la farmacia a preguntar si existía algo para los cólicos. Por fortuna, en la actualidad, el único medicamento posible para el *cólico del lactante* es la mano de la mamá o del papá en la barriga. A veces también da buenos resultados acurrucarlos un poquito y, si ya tiene más de 2 meses, se puede probar a hacerle unos masajes suaves y circulares en el sentido de las agujas del reloj.

> A medida que el bebé crezca, verás que tanto su inteligencia como sus capacidades motrices se desarrollarán al mismo ritmo que en un bebé que ha nacido a término con apenas la diferencia de las semanas o meses de prematuridad, pero sabiendo que dicha edad corregida disminuye a medida que crecen. También es posible que esté adelantado en unos aspectos y que evolucione más lentamente en otros. En la historia de la humanidad hubo importantes pen-

→

sadores, artistas y científicos que fueron bebés prematuros. Entre ellos, Charles Darwin, Isaac Newton, Napoleón, Winston Churchill, Jorge Luis Borges, Galileo Galilei, Blaise Pascal, Albert Einstein, John Keats, Mary Shelley, Mark Twain, Jean Renoir, Thomas Hobbes, Victor Hugo, Voltaire, Jean-Jacques Rousseau, Anna Pavlova, Stevie Wonder...

ÁVIDOS POR APRENDER

En ocasiones, los padres pueden sorprenderse de cuán rápido aprenden lo que se les enseña. Santiago, a los 9 meses de su «primer nacimiento», comenzó a mirar libros con una increíble atención en los detalles; con 8 meses sólo era posible que se quedara quieto para cambiarle el pañal si se le daba un libro para mirar mientras tanto. Hoy, con 9 años, devora libros de misterios en una hora (no más de 150 páginas) y libros de historia.

Entre los 14 meses y los 2 años es probable que un bebé que fue prematuro maraville a los padres con las cosas que es capaz de transmitir o de realizar por curiosidad. Raquel, con 3 años y medio, distingue perfectamente las obras de cinco pintores... ¡y nació con 760 gramos!

Con esto quiero decir que nunca hay que subestimar a un niño por su prematuridad, porque, como todos los niños, también aprende de lo que ve y de lo que oye. Yo soy escritora, y cuando mi hijo sólo contaba con 16 meses tomó uno de mis lápices para rayar un papel como si fuera un palo de escoba. Lo dejé porque pensé que era lo propio para su edad. Su padre, al día siguiente, le dijo: «Mira, pon los dedos así». Me sorprendió ver que era capaz de cogerlo como un adulto, sin forzar ninguna situación y únicamente por jugar. Con 20 meses, una de las actividades que más le agradaban era rayar papeles, aunque incluido el suelo y algunas veces algún mueble o las paredes.

Es por esto que la actitud de los padres es fundamental. Algunos de ellos están tan obsesionados por los logros de su hijo prematuro que los fuerzan, consiguiendo a menudo una respuesta contraria a la esperada, es decir, un bloqueo total o parcial del niño, que se niega a todo lo que se le propone. En todo caso, sería conveniente que tuvierais siempre presente la siguiente ecuación:

- Poco estímulo → escasa o nula respuesta.
- Exceso de estimulación → bloqueo o respuesta nula, como mecanismo de defensa.
- La mejor fórmula: el juego.

Igualmente, si no existe primero un apego placentero, también es probable que observéis que vuestro hijo no muestre interés en aquello que le enseñáis. Cuando no se trata de un problema de estimulación (mucha o poca), puede ser que sin daros cuenta seáis vosotros quienes tendáis a abandonar el intercambio cuando los resultados no son los esperados. Si es así, pensad:

> Para un bebé prematuro siempre lo primordial es disfrutar del proceso del juego, sin buscar resultados, ya que éstos vendrán por sí solos.

Durante todo el tiempo que el bebé necesita de sus padres, pocas veces éstos se dedican parte a sí mismos. Están dispuestos a cuidarse pero no saben cómo. Sería interesante que, incluso mucho antes de que el bebé esté en casa, los padres reaprendan a tratarse como un huésped de honor, a relajarse, a gratificarse con pequeñas cosas. Aunque trabajar la propia autoestima no sea lo que más apetezca, mantener un tono de bienestar necesita de cierta disciplina, en principio porque los deberes para con nuestro hijo no empiezan y terminan con la superación de la prematuridad, ¡son para toda la vida! Por ello:

- Cuidad vuestro tiempo de ocio, por ejemplo, turnándoos en el cuidado del bebé.
- Haceos algún regalo, como una sesión de masajes o para hidratar vuestra piel.
- Tomad baños prolongados con algún aceite esencial o sales.
- Disfrutad de una comida que os apetezca (en el caso de las mamás, no es momento de preocuparse por la figura).
- Cantad y escuchad música vivificante.
- Mirad películas cómicas.
- Bailad...
- Haced diez minutos de estiramientos.
- Incentivad alguna de vuestras habilidades. Dibujad, poned plantas en vuestro balcón, pintad o haced cualquier otra cosa que potencie vuestra creatividad o que os haga disfrutar sin otro fin más que el placer por el placer en sí mismo.
- Si os gusta escribir, llevad un diario de vuestras vivencias, componed poemas...
- Intentad estar con personas interesantes, que os den alegría.
- Redecorad vuestra casa, aunque sea cambiando los muebles de sitio.
- Mimad a vuestro niño y a vuestra niña interior.
- Jugad...

→

No hay que olvidar que uno de los problemas fundamentales que surgen cuando el bebé llega a casa es el cambio de identidad que experimentan los padres. De hecho, cuando el bebé ha estado separado tanto tiempo, su llegada genera muchas ilusiones. Para mamá puede ser el comienzo de una etapa donde casi no tiene tiempo para ella, además de sentirse constantemente asediada por demandas que la sobrepasan. En ocasiones, es probable que ni siquiera tenga unas horas para sí misma, ni para dormir. Para el papá, por su parte, puede ser el inicio de un camino en el que descubrirá la importancia de su papel dentro del círculo familiar. En la primera parte de este libro se han dado algunas señales de cómo el bebé imaginario puede limitar la relación con el bebé real. Del mismo modo, imaginar que debéis conduciros con vuestro hijo como unos padres perfectos puede consumiros mucha energía inútilmente. Consolad, cuidad, atended y proteged a vuestro bebé, pero también hacedlo entre vosotros. ¡No sois una prolongación de una unidad de cuidados intensivos! Sois el papá y la mamá, con vuestros aciertos y errores. Por ejemplo, tomaos tiempo para conversar, haceos suaves masajes, duchaos juntos, preparad una cena con velas, acariciaos... No digo que esto lo podáis hacer cada día, pero, por favor, ¡daos vuestro espacio!, aunque sólo sea una vez cada tres días... Reforzar vuestra relación también es ayudar a crecer y a desarrollarse emocional y psicológicamente al nuevo integrante de la familia. Vuestra tarea como padres no es la misma que cuando el bebé estaba en el hospital. Además de alimentarlo, necesitaréis organizar otras actividades, como bañarlo, calmarlo, darle algunas medicinas, jugar con él cuando esté despierto, estimularlo mediante el contacto y la comunicación. Y para organizar todo esto, primero tendréis que quereros mucho a vosotros mismos. Probad esto: cada vez que le deis caricias a él, que alguna sea para que la compartáis entre vosotros. Si alguna vez os encontráis agotados y deprimidos, sabed que esta etapa no es eterna, los bebés crecen, y la irritabilidad y demandas de vuestro hijo irán adquiriendo poco a poco otras formas más tranquilas de comunicación. Al principio, la adaptación al hogar puede no ser fácil para el bebé, y tampoco para la pareja.

→

Capítulo II

¡CADA DÍA ES UNA FIESTA!

Carlos nació con un kilo de peso. Cuando nos lo llevamos a casa nos costaba un montón que tomara los biberones y, cuando lo hacía, acababa vomitando casi todas las tomas, así que el primer año pasamos mucho tiempo visitando médicos porque comía bastante mal. Ahora tiene 3 años y hemos descubierto que si le dejamos probar alimentos naturales, si permitimos que toque su textura, los huela y luego los pruebe, come con más seguridad y satisfacción. Con Carlos ninguna comida puede hacerse de prisa; él necesita tiempo. Esto es algo que su padre y yo hemos aprendido. Como también hemos descubierto que para nosotros cada uno de sus logros, por pequeño que sea, es realmente enorme. No quiere decir que los magnifiquemos, sino que sabemos del esfuerzo que ha tenido que hacer para llegar adonde llegó. Cuando aprendió a hablar, cuando aprendió a caminar, no nos importaba que fuera a los 14 meses o a los 16, ¡él lo estaba haciendo!, y para nosotros eso era una fiesta. Incluso hoy, que está aprendiendo a contar del uno al diez, esto es para nosotros realmente emocionante, a pesar de que se equivoca un montón, pero fíjate: desde hace tres meses reconoce más de veinte colores y no se equivoca en ninguno. Los aprendizajes de nuestro hijo son tal vez extraños, pero siempre llegan.

EL PAPEL DE LOS HERMANOS

La periodista Ana García Lozano cuenta para este libro una experiencia interesante. Su hija Natalia, que nació con 885 gramos de peso, gritando a pleno pulmón, y que sólo necesitó unas gafitas que le ponían en la nariz para recordarle que tenía que respirar, tuvo un excelente maestro: su hermano Pablo. Ana pudo llevarse a casa a su hija con un alta precoz y 1.990 gramos, pero fue Pablo, una auténtica joya, quien con sólo 20 meses le fue enseñando a su hermana todo lo que sabía, que resultó ser muchísimo. También Oriana, una bellísima niña que ahora tiene 2 años, tuvo dos maestros estupendos, sus hermanos, que sin darse cuenta aceleraron sus procesos de aprendizaje con juegos, carantoñas, afecto y mucho, pero mucho, amor.

Muchos padres entrevistados para este libro han coincidido en que los niños prematuros aprenden mucho de sus hermanos mayores, que suelen comportarse como verdaderos maestros. Hay que pensar que ellos, con su frescura y autenticidad, también han tenido que integrar al nuevo hermano o hermana hasta ahora desconocido, y no sólo eso, pues en muchos casos son ellos los que aceleran el aprendizaje de sus hermanos prematuros con sus permanentes enseñanzas. Los padres, ciertamente, deberían tener en cuenta estas experiencias y potenciar más los momentos en que el bebé juega con los hermanos, siempre bajo su supervisión. Hay juegos que ayudan especialmente a descubrir capacidades a los bebés cuando son aún pequeñitos, como abrir la boca a veinticinco centímetros de distancia, abrir mucho los ojos, cantarles, tocarles el cuerpo, aplaudir con sus manitas suavemente... Todo ello les ayuda a experimentar con su cuerpo, a descubrir el límite del espacio en que se mueven, y a desarrollar un poco más sus sentidos. Poco a poco, a medida que el bebé descubra que siempre tendrá comida, afecto, estimulación, contacto, calor y protección, empezará a buscar formas de investigar en el medio que lo rodea, ¡y entonces los padres y los hermanos serán para él una fuente interminable de experiencias! Se convertirá en un pequeño científico: explorará el mundo, tomará distancias de peligro, desarrollará sus propios sistemas de seguridad, experimentará, observará y probará... Esta etapa, que comienza alrededor del año o año y medio, será más intensa a media que crezca. Así que lo mejor es empezar ahora a introducir juegos para disfrutar con ellos al menos dos veces al día, intentando que sean placenteros también para los hermanos si participan de estos momentos.

También es importante que el bebé sepa que se trata de un momento especial, para lo cual habrá que buscar su mirada, para que preste atención, cosa que sólo se consigue si está relajado, no cuando tiene hambre o a la hora de dormir, ya que sus intereses entonces serán otros. Otro aspecto importante es que durante el tiempo de estos juegos él dirija su atención a una sola persona por vez. Esto significa que si va a jugar con un hermano, en su campo visual esté sólo él, por más que la madre o el padre ayuden. ¡No intentéis que la estimulación provenga de dos fuentes diferentes, es decir, de mamá y papá al mismo tiempo, o de mamá y un hermano! Y, por supuesto, siempre será mejor si los ruidos del ambiente son suaves y el espacio agradable, sin estímulos que distorsionen la experiencia. Por ejemplo, mucha o poca luz. De hecho, como para practicar algunas de estas sugerencias no se necesita hacer nada especial, sino integrarlas en las actividades cotidianas que se comparten con el bebé (aunque habrá que adaptarlas a sus necesidades y posibilidades), es indispensable que la mamá las considere como parte importante de los aprendizajes de su hijo. Los juegos basados en estrategias de estimulación temprana constituyen una forma de ayudarlo a lograr el interés y un mejor desarrollo integral.

> Una vez que el bebé presenta períodos más regulares de alerta, comenzará a disfrutar del mirar y a buscar la procedencia de los sonidos. A la hora de elegir colores para estimular con formas diversas a los bebés pequeños lo mejor son los colores vivos: rojo, azul, amarillo y verdes brillantes, en lugar de los colores pastel. A la hora de elegir figuras geométricas, ellos responden mejor a las formas redondeadas, y siempre teniendo en cuenta que los bebés ven mejor los objetos colocados a 25 centímetros de distancia y hasta 60 centímetros, por lo que dichos objetos deben colocarse siempre por delante de la cabeza. También se sienten atraídos —y mucho— por los rostros humanos y las voces. Mirarlo y hablarle con voz pausada resulta uno de los mejores estímulos, y también sonreír. ¿Hay algo mejor que la amplia sonrisa de mamá?

JUEGOS DIVERTIDOS Y CREATIVOS

Mucho más rápido de lo que los padres imaginan, los bebés aprenden a discriminar auditivamente algunos sonidos: el abrir y cerrar de una puerta, de un grifo, el ruido de las llaves, ciertos objetos, incluso los pasos de mamá... Esta discriminación de los sonidos es diferente de cuando estaban en la incubadora, donde les resultaba más fácil reconocer la voz de los padres y algunos sonidos agudos, siendo incluso capaces de buscar su procedencia. Ahora hay demasiados sonidos lejanos y cercanos que hay que diferenciar. Pero como el oído y la voz están íntimamente relacionados y el bebé aprende a regular la voz a partir de aquello que ha oído, es importante ayudarle en este proceso para que, posteriormente, conquiste el lenguaje oral. No hay que olvidar que durante mucho tiempo el bebé no sólo imitará a otra persona sino que disfrutará imitándose a sí mismo, incluso se esforzará en hallar nuevos sonidos. ¡Ya comprobaréis cómo se alegra cuando el sonido que emite es agudo y cómo se sorprende cuando éste es grave!

- ❒ Háblale desde diferentes lugares y distancias para que te busque.
- ❒ Cántale, disminuyendo paulatinamente el tono de voz. Esto favorece su capacidad de atención.
- ❒ Canta acompañándote de movimientos corporales. Verás cómo a medida que madure intentará imitarte.
- ❒ Nárrale cuentos breves, valiéndote de distintos tonos de voz. Si los inventas tú, mejor aún, así podrás utilizar aquellas palabras que le estés enseñando o bien que quieras que aprenda.
- ❒ Repite los sonidos que él hace, como si fueras su espejo sonoro.
- ❒ Haz sonidos de animales. Puedes taparte la cara con una sábana, hacer un sonido y descubrirte.
- ❒ Utiliza canciones para jugar con el cuerpo.*

---

* Te sugiero especialmente la colección de *Ruidos y ruiditos*, de Judith Akoschky. Los dos primeros volúmenes, subtitulados «Música para los más chiquitos», ofrecen varias posibilidades para estimular a nuestros hijos, vinculándolos con la música, el sonido de los animales y la magia del ritmo.

- Emite un sonido suave mientras lo abrazas.
- Entona melodías que él conozca mientras lo cambias o lo bañas.
- Tócale el cuerpo al ritmo de una canción.
- Ayúdalo para que siga el ritmo de una canción pero como si estuviera aplaudiendo con los pies.
- Cántale sólo utilizando una sílaba; por ejemplo, «na», «la» o «pa».
- Acerca tu rostro y aléjalo mientras le cantas o cuando le cambias el pañal. También puedes columpiarte lentamente de un lado a otro para que te siga con la mirada.
- Juega con él frente a un espejo. Imita sus movimientos. Con el tiempo, introduce movimientos nuevos y deja que sea él quien te imite.
- Acércate y abre y cierra los ojos o la boca. Hazlo a una distancia aproximada de 25 centímetros.
- Ayúdalo a mover suavemente sus piernas. Hacia arriba y hacia abajo, primero, con movimientos como de pedaleo; después, recógele las piernas y deja que él las estire. Recuerda que todo lo que hagas debe ser suave y progresivo, sin sobreestimular.
- Cógelo suavemente de las manos hasta que logre primero elevarse y, con el tiempo, sentarse por sí mismo. Ponle cojines para que se mantenga. Canta y muéstrale las cosas que hay en la casa mientras está en esa posición.
- Enséñale juegos con las manos. Por ejemplo, canciones en las que puedas jugar con sus deditos. Aplaudir, tocar con el dedo índice la otra mano, rozar las de él con las tuyas, cogerse un pie.
- Cuando ya sea capaz de gatear, permítele que descubra su casa. No es bueno para ellos estar todo el día sentados, acostados o en espacios que no les permiten la movilidad.

- Juega con él en el suelo e imita sus movimientos. Es importante que busques encuentros cara a cara.
- Sírvete de vocalizaciones, gestos, sonrisas, tenues cabeceos y expresiones faciales para que imite los movimientos corporales. Por ejemplo, el alargamiento de las vocales o un timbre de voz agudo cuando le ayudas a elevar un brazo o una pierna.
- Haz que te coja un dedo. Dibuja círculos diminutos en el aire mientras te sostiene de esa forma.
- Pon objetos en su mano y luego alterna con una y otra mano. Camina con tus dedos por su cuerpo y deja que te los coja. Déjale objetos cerca para que los alcance por sí mismo mientras está sentado. Cuando gatee, ponlos cerca y ayúdalo para que los alcance.
- Cuando ya camine, deja un recipiente de plástico y objetos que pueda poner dentro. También puedes pedirle que te alcance un objeto determinado.
- Después de los 4 meses, enséñale a palmotear, sobre el cuerpo o sobre un objeto; es la primera respuesta corporal con la que tu bebé responderá ante el sonido. Es importante que observéis que este juego lo realice con ambas manos. Entre los 8 meses y el año de edad, casi todos los niños dejan una mano quieta mientras la otra golpea sobre ésta. Para que coordine los movimientos con ambas manos, estimúlalo para que golpee sobre una mesa con las dos, sobre sus piernas, primero con una sola y después con ambas, sobre un objeto que no lo obligue a elevar mucho los brazos para lograrlo. Sobre cualquier parte del cuerpo, primero con una y luego con la otra. Después, puedes hacer que juegue tocándose una mano y luego otra, o que gatee. Cuando los bebés

gatean necesitan coordinar sus movimientos para poder avanzar…

MITOS SOBRE LOS BEBÉS PREMATUROS QUE SE DEBERÍAN DESTERRAR

1. *Si no se come todo lo que se le pone no va a crecer.* ¡Mentira!, los niños comen lo que necesitan mientras son bebés; después todo es cuestión de ir probando y darles una dieta variada.
2. *No le gusta jugar con los hermanos.* No es verdad; a todos los bebés les encanta que sus padres y sus hermanos jueguen con ellos. Sólo hay que buscar su interés, su atención y disfrutar de todo aquello que sea repetitivo, sin sobreestimularlo y dejando que sea el bebé el que defina los tiempos, especialmente cuándo acabar.
3. *Lo único que hace desde que llegamos a casa es llorar, porque está malcriado, para conseguir que lo tengan en brazos.* Si el bebé llora es porque necesita algo, siempre; si eso que necesita es contacto, no hay por qué pensar que darle lo que pide es malcriarlo. Insisto: a los bebés prematuros nunca se los malcría por darles altas dosis de afecto.
4. *Antes de dormirse, llorar les hace bien; así se descargan, hay que dejarlos.* Esto es muy relativo. Un minuto o dos no pasa nada, pero más tiempo no es aconsejable. A ningún bebé, y menos a un bebé que ha sido prematuro, le hace bien que le dejen llorar. Si no se trata de los lloriqueos y ronroneos típicos de antes de dormirse o al despertarse, si el llanto es continuo o agudo, o interrumpido por gritos, ahogos, o si es un llanto de angustia, no es positivo dejarlo llorar.

5. *Debe dormir solo en su cuna en la habitación de sus hermanos, para que éstos no tengan celos.* Por un tiempo puede ser beneficioso que duerma en contacto con la madre o el padre. Aunque sea en la misma habitación, en su cuna, pero que alguien le coja la mano. Lo mejor es no forzar situaciones para que duerma con sus hermanos. Es mucha responsabilidad para los pequeños dejar que un bebé que necesita cuidados duerma con ellos. Por otra parte, compartir la cama con la mamá puede ayudar a que el bebé se sienta más protegido y, si duerme sobre el pecho de la madre, la respiración en armonía de ésta le ayudará a relajarse.
6. *El bebé es pequeño y no entiende.* Los bebés prematuros maduran neurológicamente de forma asombrosa. Así como saben apreciar una sonrisa, una caricia, la voz de la madre o una expresión de afecto, del mismo modo perciben cualquier ambiente de tensión que les implique. Algunos bebés hasta llegan a tener fiebre sin ningún otro síntoma cuando el ambiente es tenso.

CLAVES PARA SABER QUE EL BEBÉ CRECE FELIZ
El bebé se duerme relajado y se muestra feliz cuando se mantiene despierto. Su mirada y actitudes promueven los deseos de la madre para comunicarse con él. Acepta y disfruta de la comunicación táctil y gestual de su madre, de su padre y sus hermanos. Prefiere jugar y estar con sus padres en vez de con otros adultos. Disfruta de los momentos de la comida. Comunica claramente sus estados de hambre y saciedad, su necesidad de sueño o sus deseos de contacto.

CONOCIENDO UN POCO MÁS AL BEBÉ

Todos los padres descubren características de sus hijos a medida que éstos crecen. Cuando se trata de un niño prematuro, los padres descubren alrededor de los 3 meses que su hijo tiene un patrón de desarrollo diferente, más lento en algunos aspectos, pero a muchos de los pequeños ya se les nota que tienen un temperamento bastante definido. Durante los primeros meses de vida los cambios que los bebés que han nacido antes de tiempo experimentan son realmente importantes para sus padres. De tener una apariencia desvalida, lentamente empiezan a mostrar su modo de ser, sus deseos de jugar y de relacionarse con los demás. Sus músculos se fortalecen, aprenden a coordinar sus movimientos, adquieren nuevas habilidades motoras, empiezan a relacionarse, a comunicarse y a establecer fuertes lazos afectivos… En cada una de estas etapas, sin embargo, los padres deben averiguar en qué aspectos necesitan ayuda, e intentar proporcionársela, así como seguir guiándolos en aquellos que ya han superado satisfactoriamente, bien con estimulación en casa o bien con ayuda del pediatra u otros profesionales.

ALGUNAS CUESTIONES IMPORTANTES DURANTE EL PRIMER AÑO

La mamá de Isabel, de 5 meses y medio y con una edad corregida de 2, cuenta que su hija ha pasado por muchas experiencias desagradables (como coagulación intravascular diseminada, pérdida del bienestar fetal intraparto/acidosis fetal, dos paradas cardiacas, anoxia no especificada, disfunción renal transitoria, membrana hialina, hematoma subdural traumático y anemia posthemorrágica aguda). Por fortuna, todo ello quedó atrás, y lo cierto es que Isabel es muy simpática; está deseando que le digan cosas para reírse, le gusta que la miren y jueguen con ella, le da igual que sea su mamá u otra persona; es muy dormilona; hasta la fecha, es capaz de dormir doce horas sin comer. Pero destacaría algunas cosas de su personalidad: tiene tanta ansia al comer que cierra los puños para poder succionar con más fuerza, su personalidad es muy fuerte desde que nació, y se deja notar... aunque es muy tranquila, pero de duro carácter, y eso se nota por la fortaleza y las ganas de vivir que le ponen estos pequeños, por cómo se aferran a la vida de un hilito. «Ya me decían todas las enfermeras en el hospital que era de armas tomar».

Para algunas madres de bebé prematuros, aun cuando el número de secuelas es cada vez menor, paradójicamente aumentan las dificultades de crianza a medida que el ex prematuro crece. Los padres hacen verdaderos esfuerzos por comprender el comportamiento de sus hijos y elaboran relatos subjetivos sobre su comportamiento, que bien pueden ser acertados o no concordar con la realidad. Cuando un bebé prematuro «literalmente traga», puede ser porque le guste comer, o puede estar teniendo reflejos de succión y deglución de mala calidad. Esto no es para asustarse, pero sí un aspecto para comentar con el pediatra o el neonatólogo. Cuando tienen unos meses más, si hay rechazo al alimento, bien puede deberse a la introducción de la cuchara en su forma de alimentación, pero también a problemas relacionados con el rechazo del alimento (anorexia precoz), con lo que las familias ansiosas tienden entonces a sobrealimentar al bebé.

Ciertamente, cada niño que ha nacido antes de las 37 semanas de gestación no sólo tendrá un ritmo propio y particular de crecimiento, sino también un temperamento y características propias que marcan su individualidad, pero no hay que dejar que el árbol tape el bosque, y ver que si una actitud que no parece ser conveniente se repite con frecuencia puede ser motivo de consulta con el pediatra que lleva la evolución del bebé. Los padres de más de un hijo prematuro de diferentes edades saben que hay diferencias entre bebés que han tenido las mismas semanas de gestación, un peso similar y una evolución parecida. Por ejemplo, parece que en algunos niños lo que tarda más tiempo en aparecer es la sonrisa, como respuesta «social» del bebé. Muchos bebés sonríen mientras duermen o cuando están tranquilos, relajados después de comer. Pueden incluso sonreír a los pocos días de vida. Se trata de una sonrisa automática, es decir, no es una respuesta a otra persona. No es una respuesta social. Esta sonrisa sólo constituye un indicador positivo de bienestar del bebé y de normalidad de su cerebro. La sonrisa como respuesta a la mirada del adulto, la que es ni más ni menos que una señal de comunicación, aparece unas semanas después, incluso un mes más tarde que aquellas primeras. Es una sonrisa que aparece como respuesta a la sonrisa y la voz de la madre cuando le habla de frente al bebé.

Tampoco hay que comparar niños, cuando de lo que se trata es de comprender el desarrollo psicomotriz, ya que los que han sido prematuros tienen en este aspecto una evolución más lenta. Algunos logran sostener la cabeza más tarde que otros pero logran sentarse antes, aunque, como todo, esto también es muy relativo. Lo importante en cualquier caso es que se vea una clara evolución, no importa el tiempo que tarde, sino que llore menos y ría más, que participe de sus experiencias con sus primeros gorjeos, que tienda con el tiempo a coger objetos y a participar de los juegos que les proponen sus padres.

En cualquier caso, es interesante que siempre se efectúe la estimulación motora, de forma natural, para fortalecer habilidades de comunicación, el lenguaje y el juego. Un ejercicio de estimulación interesante, por ejemplo, es colocar al bebé un ratito boca abajo mientras está despierto para estimular el control de la cabeza. Antes los niños dormían en esta posición, de manera que al despertar hacían sus ejercicios, pero ahora que se les ha cambiado y que se los coloca boca arriba lo logran más tarde. Una vez que sostengan bien la cabeza, poco a poco se les puede ayudar a sentarse tomándolos de la cintura o, si son muy pequeños, del tórax, por debajo de los brazos, para que mantengan la cabeza en la línea media y puedan observar a su alrededor, poniendo siempre los dedos a la altura de la nuca para evitar que hagan un movimiento brusco hacia atrás. ¡A ellos les encanta descubrir el mundo que les rodea en esta posición!

ALGUNAS CUESTIONES IMPORTANTES ENTRE LOS 12 MESES Y LOS 2 AÑOS

Julián tiene 26 meses de edad real y 24 de edad corregida. Nació con 31 semanas de gestación. A Antonia, su madre, que ha trabajado como enfermera en la unidad de neonatología, aún hoy le duele recordar la angustia que le causaba dejar a su hijo en la unidad de cuidados intensivos y regresar a casa sin él. Ahora a Antonia lo que más le preocupa es que, si bien Julián es muy despierto, curioso e inteligente, rechaza el afecto. «Pareciera —dice Antonia— como si no le gustara que lo toquen». No acepta los besos, los abrazos. Sólo acepta la mano de su madre para dormir; su cuna está al lado de la cama de su mamá. Julián tampoco se queja cuando algo le duele; la madre descubrió hace poco que tenía un dedito lastimado; cuando le preguntó cómo había ocurrido, él le dijo que había sido con la puerta.

Entre los 12 meses y los 2 años son muchos los avances que experimentan los niños prematuros. Hay una mayor comunicación con la madre y otras personas de su entorno, el niño juega más con su cuerpo y ya presenta conductas intencionales. También puede expresar diferentes emociones en lugar de llorar.

Algunos niños en esta etapa todavía temen a la gente y a los lugares extraños. Esta ansiedad disminuye usualmente al final del primer año de vida, a medida que aprenden a conocer y mirar a gente extraña y lugares desconocidos.

Lo importante es que los papás y las mamás comprendan que su hijo tiene todavía a esta edad su propio ritmo. Algunos niños prematuros tardan en caminar y muchos pasan esta etapa aún sin hablar. Antes de caminar, el niño deberá sentirse seguro para poder pararse y mantenerse erguido apoyándose en algo, y luego probará la distancia al suelo y se sentará. Si los padres lo vuelven a poner de pie, apoyado en la pared, por ejemplo, el que se sienta inseguro se volverá a sentar y preferirá gatear como medio de locomoción.

No habría que olvidar que los progresos en lo referente al desarrollo motor siempre van a estar directamente relacionados con el grado de prematuridad. Esto significa que no será lo mismo un bebé nacido con 26 semanas de gestación que uno con 31. Cuanto menos haya sido el tiempo de estadía en el vientre materno, más tarde probablemente alcanzará el desarrollo motor. Hay autores que señalan en este sentido que algunos niños que han sido prematuros extremos pueden tener descargas motoras incontrolables, como golpearse la cabeza para dormirse, lo que constantemente les produce cambios en el sueño.

Respecto del lenguaje, que el hijo aún no diga ninguna palabra en esta etapa no debe inhibir a los padres para que sigan hablándole mucho mientras le miran a los ojos. También a aquellos que lo han logrado. Ellos entienden más que los que hablan.

En esta etapa, siguen siendo importantes el tono muscular y la manipulación de objetos; por ello hay que jugar con el bebé al «tú tiras, yo recojo». En cualquier caso, no hay que olvidar que en esta etapa la mayoría de los niños quieren hacer más y más cosas por sí mismos; les encanta tocar la comida, y algunos pueden beber de una taza poniendo en práctica la habilidad de agarrar cosas, que mejora constantemente.

Aunque algunos niños pueden caminar a los 14 meses o antes, otros no lo logran hasta más tarde. También es cierto que si son verdaderos expertos en el arte de gatear pueden tardar un poco más en caminar; aun cuando el desarrollo en otras áreas parezca ser más rápido, la tardanza en caminar no es una razón para preocuparse. Un estudio llevado a cabo en el Hospital 12 de Octubre* respecto de la adquisición de las habilidades motoras con una población de recién nacidos menores de 1.500 gramos consideró que se alcanzaba la sedestación sin apoyo, cuando el niño era capaz de mantenerse sentado sin ningún tipo de ayuda, jugando con las

* «Seguimiento neurológico del niño prematuro», presentado por Carmen Rosa Pallás, neonatología del Hospital 12 de Octubre, publicado en la Sociedad de Pediatría de la Junta de Extremadura.

manos durante al menos un minuto. En este estudio se vio que el 50 por ciento de los menores de 1.500 gramos habían adquirido la sedestación sin apoyo a los 7 meses de edad corregida, y el 90 por ciento a los 9. Respecto de la marcha autónoma, es decir, cuando el niño es capaz de dar cinco pasos sin ningún tipo de apoyo, un mínimo porcentaje la había adquirido a los 12 meses de edad corregida, mientras que el 90 por ciento lo hacía a los 16. De este modo, tenemos los 9 meses para la sedestación y los 18 para la marcha. Pero todos estos datos son aproximados.

Algunos niños que han sido prematuros, en esta etapa comienzan a decir una o dos palabras con claridad, y antes de los 2 años muchos pueden hacerse entender perfectamente. Puede ocurrir que, los que no hablan aún a estas edades, entiendan, sin embargo, preguntas simples.

PREMATUROS ENTRE LOS 2 Y LOS 3 AÑOS

Enric nació con 760 gramos. Hoy tiene 2 años y medio de edad corregida; desde hace cuatro meses camina por toda la casa sin parar, come solo y le encanta jugar. Sus padres han observado, sin embargo, que por las noches se despierta llorando y a veces chillando; intentan calmarlo y entonces se duerme, pero al dejarlo en la cuna se pone rígido como una «tabla de surf» y no hay manera de que se relaje. Durante el día, si está nervioso, puede hacerlo dos o tres veces.

Entre los 2 y 3 años, el seguimiento de los niños que han sido prematuros extremos ha demostrado que los bebés que han pesado menos de 1.500 gramos pueden presentar durante largo tiempo reacciones relacionadas con el estrés, o problemas de comportamiento y de aprendizaje (aun con capacidades intelectuales normales), como ya se ha explicado. Al parecer estas conductas se deberían a que el cerebro inmaduro, expuesto a las agresiones propias de las unidades de cuidados intensivos, como sonidos o luces, condicionarían de tal manera el cerebro que sería incapaz por un tiempo de integrar otros estímulos, lo que llevaría a una desorganización cerebral que persistiría a lo largo de los años.

Pero, más allá de estos datos, los padres de un niño que ha sido prematuro no deberían olvidar que en esta etapa los niños se caracterizan por negarse a todo. Es la etapa del «no», que coincide con la época en que dan rienda suelta a su curiosidad y en la que los padres ponen más límites, y lo cierto es que no a todos les agrada.

La mayoría de los niños de esta edad quieren afirmar su independencia diciendo «no», con berrinches y demostrando terquedad. Esta actitud negativa es una parte necesaria para el desarrollo, como lo es la forma en que responden a esta negativa los padres.

Obviamente, si estos comportamientos se repiten, los padres pueden trabajar tres áreas:

1. Masaje infantil, contención de una parte del cuerpo, caricias suaves y abrazos cuando están relajados.
2. Crear un ambiente con bajo nivel de estimulación.
3. Promover límites claros en lo que se refiere a la disciplina. Un niño sobreexcitado se muestra dependiente, demandante, o manifiesta una conducta descontrolada. Un «no» debe ser un «no» siempre, lo cual no está reñido con los buenos tratos y el cariño.

> Lamentablemente, a algunos padres les genera ira que el niño aprenda lentamente o que se muestre nervioso y estresado. Los médicos que llevan los controles de los niños que han sido prematuros están alertados sobre esto y se preocupan de que los bebés prematuros no sean maltratados en ningún sentido.

Respecto del desarrollo motor entre los 2 y 3 años, hay una mayor destreza con las manos, algunos empiezan a garabatear y les agrada quitarse y ponerse la ropa.

Los niños que ya han aprendido a caminar tal vez entre los 2 y 3 años disfrutan subiéndose y bajándose de los muebles, escondiéndose en cajas grandes de cartón... Ya entienden conceptos como dentro y fuera, y otros contrarios, como arriba/abajo, grande/pequeño. De los sonidos del ambiente reconocen la televisión, el timbre de la puerta o el teléfono, el sonido del agua y cuando algo se cae al suelo. Algunos niños ya tienen un vocabulario propio, con palabras inventadas a las que les dan un sentido; incluso pueden llamar a las cosas por su nombre y comprender las oraciones interrogativas. En cualquier caso, si al niño aún le cuesta hablar, es importante que los padres sigan usando oraciones claras y sencillas. Hacer al niño preguntas en las que deba elegir entre dos alternativas («¿Quieres agua o leche?») también le ayudará a desarrollar el lenguaje y a ampliarlo. Otra forma de ampliar el lenguaje es mostrándole objetos o imágenes de colores llamativos y jugando a que sea él quien los nombre después. Otro juego interesante es agrupar los juguetes por conjuntos, por ejemplo, grande/pequeño, y pedir al niño que traiga «el oso grande» o «el camión pequeño».

Ésta es una etapa muy activa desde el punto de vista lingüístico. Es probable que el niño desee hablar pero no use combinaciones de palabras para hacerse entender, o no aprenda nuevas palabras. Si el niño muestra frustración con su capacidad de comunicación, usted debe consultar con su médico, enfermera, o con un logopeda.

Por último, en esta etapa también es importante el control de esfínteres. Para entonces, muchos de ellos pueden verbalizar su necesidad de ir al baño. Algunos pueden controlar por completo sus evacuaciones, pero aún necesitan ayuda para limpiarse. Por fortuna, hay toallitas higiénicas especiales para estos casos, que los niños aprenden a usar con más facilidad, ya en esta etapa.

PREMATUROS ENTRE LOS 3 Y LOS 4 AÑOS

Ramón nació tras 7 meses de gestación por parto natural. Su madre se dio cuenta de que Ramón no controlaba bien su cuerpo entre los 2 y 3 años, y a los 3 aún no hablaba. Sus padres consultaron con el pediatra y el pequeño fue derivado a sesiones de estimulación temprana. En 6 meses habló correctamente, y lo único que le pasaba era que se caía al caminar, lo que rápidamente también dejó de ser un problema para él.

Para la mayoría de los niños prematuros de cualquier edad, los comienzos de un aprendizaje pueden ser verdaderamente complicados. Los padres, en esta etapa, lo último que deben hacer es alarmarse, ya que si no presenta una patología crónica compleja no hay motivo para ello.

Entre los 3 y los 4 años, muchos niños ya comen solos, se visten y desvisten, pueden pararse de puntillas y hacer planes. Otros aún no pueden, lo cual no quiere decir que no lo logren en el futuro. Algunos ya pasean en triciclo usando los pedales después de los 3 años de edad. También reconocen algunos colores y son capaces de recordar cosas que sucedieron recientemente, y pueden nombrar las partes de su cuerpo. Y cerca de los 4 años, la mayoría diferencia entre «esto es mío» o «esto es tuyo». Durante esta etapa, los niños empiezan a consentir separaciones cortas de sus padres y se muestran menos ansiosos. Algunos niños prematuros aún pueden presentar torpeza motriz, dificultades para el control emocional, irritabilidad e impulsividad, también problemas de coordinación y, en especial, problemas para realizar el dibujo de la figura humana.

> En un trabajo sobre dibujos de la figura humana* con niños que habían sido prematuros entre los 2 y los 5 años, se demostró que: «En los primeros años de vida, los niños prematuros pueden presentar trastornos leves o moderados del desarrollo (déficit en coordinación motora fina, problemas de conducta), con pobre integración de la imagen corporal en la prueba de la figura humana». El estudio realizado demostró también que los trastornos motores podrían ser la causa de ciertos problemas durante la escolaridad. No

→

* Estudio realizado por las doctoras Iris T. Schapira, Norma Aspres, Alicia Benítez y Ana Galindo en el Hospital Materno Infantil Ramón Sardá de Buenos Aires con una población de 126 niños con peso menor o igual a 1.500 gramos.

obstante, la falta de integración de la imagen corporal podría deberse a problemas afectivos. Estos mismos dibujos demostraron que aquellos niños que en los dos primeros años de vida no habían presentado problemas en su desarrollo no tenían por qué darlos en el futuro. Ahora bien, una cuestión importante en este estudio fueron los trastornos visomotores y de coordinación fina a la hora de dibujar o intentar escribir, que en ex prematuros entre 3 y 5 años podía ser una señal de lo que se conoce como el «síndrome del ex prematuro tardío», niños con cociente intelectual normal y trastornos visomotores de coordinación. Otros aspectos destacados de los dibujos fueron falta de lateralidad y «el enorme esfuerzo que algunos de estos niños realizaban para juntar sus propias partes corporales, no sólo afectiva, sino también cognitivamente, por sentimientos de inseguridad, fragilidad y enfermedad». También se observaron figuras «tumbadas» en dibujos de niños con problemas psicosomáticos no asociados a ningún tipo específico de conducta o síntoma, pero que sugieren inestabilidad y falta de equilibrio, especialmente en aquellos casos en que el medio familiar continuaba considerándolos «prematuros» frágiles y débiles, cuando los padres mantienen latente el miedo a la pérdida de ese hijo.

PREMATUROS ENTRE LOS 5 Y LOS 7 AÑOS

Alex es un niño encantador que nació con 32 semanas de gestación y un kilo de peso. Alex necesitó respirador durante veintiocho horas y tratamiento por una hemorragia bilateral de grado uno. Rosalía, su madre, cuenta con lágrimas en los ojos que tardó dos semanas en ver a su hijo y que, durante ese tiempo, fue su padre el que se encargó de cuidarlo y tocarlo. Cuando ella pudo hacerlo, la imagen de un bebé tan pequeño le impidió tener un contacto rápido, en parte debido a que ella también se estaba curando de la preclamsia que había sufrido. Hasta los dos meses posteriores al segundo nacimiento hubo que controlar en Alex la disfunción neuronal con predominio derecho. Posiblemente, el hecho de que el hospital en el que estaba Alex no permitiera a los padres practicar el «método canguro» ha sido en parte la razón de que desde los 3 a los 5 años Alex mordiera a sus compañeros, tuviera problemas de conducta y que hoy, con 6 años, rechace el afecto, se muestre desconfiado y sienta fobia hacia la gente. Alex no tuvo a su disposición los medios emocionales necesarios para invertir los mensajes de dolor en mensajes positivos para su vida, y en el colegio están insinuando a la madre que Alex puede ser hiperactivo. Lo significativo es que, a pesar de estas características, es un niño aceptado por sus compañeros.

A veces, el trastorno por déficit de atención e hiperactividad no se detecta hasta los 5, 6 o 7 años, incluso en la adolescencia, y en pocos casos puede verse en la edad adulta. En general, este trastorno es más común en niños que han sido prematuros. No hay que olvidar que si bien este problema se refiere a la incapacidad del niño para estar quieto, sentarse, concentrarse y prestar atención, hay otras pautas que los padres deben considerar, como presentar problemas para centrarse en algunas tareas y temas, o que parezcan sobreexcitados. En otros casos, los padres detectan que a menudo el niño no controla los instintos y que actúa de manera impulsiva, o que se mete a menudo en problemas. En general, también llama la atención que no pueda mantener la concentración en una tarea o actividad, que pierda las cosas, que le cueste esperar y se impaciente, que quiera permanentemente protagonismo y se mueva cuando está sentado. Este estado le impide aprender con facilidad. Lo ideal es que se le ayude desde la escuela, pero que los padres también lo hagan, informándose fundamentalmente sobre cómo educar a hijos con estos problemas. Por ejemplo, sentarse frente a él al hablarle y mirarle a los ojos para evitar distracciones, evitar hablar cuando está la televisión encendida (o el ordenador) si con ello deja de mostrar atención. Enseñarle a llevar una libreta para tomar nota de cuáles son sus tareas. Es importante practicar técnicas de relajación y meditación. Los padres deben saber que los niños que sufren este tipo de trastornos a menudo se sienten frustrados o incomprendidos.

Según el doctor Adolfo Papí, la separación posterior al nacimiento prematuro puede comportar un daño neurológico estructural. Se sabe que el estrés durante el último trimestre del embarazo está relacionado con el síndrome de hiperactividad en estos niños. Parece que existe una programación neuronal que se activa en períodos críticos de crecimiento y desarrollo del ser humano, principalmente el último trimestre del embarazo y los dos primeros años de edad. Sabemos también que el síndrome de hiperactividad es más frecuente entre prematuros, sin que pueda atribuirse a una lesión cerebral concreta. Es decir, que el estrés que sufre el prematuro, que deja de estar en el vientre materno y es sometido a estímulos dolorosos, luminosos, sonoros y táctiles nocivos y a una separación dolorosa y estresante de su madre, puede tener que ver con el síndrome de hiperactividad.

Otros estudios recientes hacen hincapié en que la aparición de síntomas de agresividad en la primera infancia podría estar relacionada con el número de hospitalizaciones durante el primer año de vida, o bien con la respuesta de la familia respecto de la educación del niño, creando en él una dependencia exagerada ante la cual se rebelaría con agresividad.

Sandra nació con 27 semanas de gestación. Su evolución fue lenta, pero, según los médicos, había conquistado lo necesario para estar al nivel de sus compañeros en preescolar. A sus padres les preocupaba que se acercaba mucho para mirar los libros; desde hacía un tiempo parpadeaba con una frecuencia más rápida de lo normal, y a veces decía que le molestaba la luz. En la revisión médica del oculista le han dicho que no ve bien, y que necesita gafas. En el colegio han detectado que tiene problemas para aprender a escribir ahora que ha cumplido 5 años.

Muchos niños que han sido prematuros necesitan seguimiento oftalmológico a los 3 años y a los 5 y a los 7, o antes. Como en la historia de Sandra, a veces se dan las dos cosas al mismo tiempo, es decir, problemas visuales y problemas de aprendizaje. En estos casos lo mejor es consultar con el neurólogo para ver si sólo se trata de un problema simple o necesita otro tipo de ayuda.

Otros aspectos a tener en cuenta en esta etapa son ver cómo mantienen el equilibrio y si empiezan a definir cuál es la mano dominante. Muchos niños prematuros que han sido entrevistados para este libro muestran en esta etapa una lateralidad no definida aún a los 5 o 6 años. Otro de los aspectos es ir por la vida «como si vivieran en su mundo», con una gran imaginación.

Los niños que han sido prematuros, en esta etapa intentan demostrar todo lo que son capaces de hacer. Algunos padres se sorprenden al ver cómo ha cambiado su hijo, cuánto ha aprendido y cómo se esfuerza en querer poner en práctica todo lo que sabe. A pesar de que el pensamiento va siendo más lógico, no hay que olvidar que es importante seguir estimulándoles en el lenguaje y ayudándoles a clasificar materiales concretos o imágenes, por su uso, color, medida... Algunos niños logran cepillarse los dientes con destreza y manejar el lápiz con precisión. La construcción del esquema corporal en esta etapa aún puede no estar acabada; tiene conciencia de su propio cuerpo y diferencia de modo más preciso sus funciones motrices a través del movimiento, de sus desplazamientos, pero aún no lo pueden plasmar en el papel en ciertos casos.

A algunos padres les preocupa que a esta edad sus hijos no puedan realizar actividades que necesiten la musculatura fina, pero esto no implica que deban dejar de hacer trabajos manuales, como modelar, recortar, trocear... Al contrario, es importante que puedan llevar a cabo sus propias realizaciones: vencer obstáculos, buscar medios, inventar instrumentos, reflexionar, crear... Ellos tienen a favor que ya no son tan dependientes y que les encanta buscar soluciones por sus propios medios. Algo que también se ve desde el punto de vista social. Disfrutan estando con otros niños y a menudo se muestran solidarios y protectores con los más pequeños. Es importante que los padres ayuden a sus hijos prematuros a resolver conflictos, especialmente si se han topado con compañeros que se burlan de ellos. Estar fuera del hogar a algunos les produce ansiedad y, si tienen problemas, seguramente buscarán cobijo en padres o profesores. El mensaje para un niño que ha sido prematuro en esta etapa es: «Siempre te cuidaré», «Estoy siempre de tu lado». Los padres deberían observar si su hijo sabe relajarse después de estar sometido a situaciones de estrés, en especial cuando empiece la escuela primaria, o si es de aquellos que buscan crear tensiones en el grupo porque saben cómo comportarse en ese tipo de situaciones. Algunos niños prematuros necesitan aún, hasta pasados los 8 o 9 años, a un adulto al lado para hacer los deberes. No para que se los expliquen, sino para no sentirse solos, incluso algunos siguen aún a estas edades buscando el contacto físico cuando están distraídos. Poco a poco se van acercando al adulto, hasta que establecen algún tipo de contacto y, entonces, siguen en lo suyo como si nada, pero tocando con un pie o con alguna parte de su cuerpo al otro.

Mónica es mamá de trillizos: dos niñas y un varón. Desde que nacieron han estado a su cuidado. Según Mónica, un aspecto importante para ella ha sido respetar sus diferencias. Ya desde el nacimiento los tres tuvieron pesos y medidas diferentes. Como es lógico, también fue muy diferente su desarrollo psicomotor. La primera niña en llegar al mundo sostuvo la cabeza antes y también fue la primera en ponerse de pie y caminar. La otra, por el contrario, disfrutaba más estando sentada, y lo cierto es que tardó en caminar. El niño tuvo en general un desarrollo más lento, debido a que estuvo en su casa siete meses con oxígeno y necesitó un poco de fisioterapia y estimulación física. Después fue el crack *del gateo, y lo cierto es que, según la madre, su recuperación posterior fue muy rápida durante el primer año de vida.*

Respecto de la alimentación, también hubo diferencias. Las niñas tomaron biberón desde el hospital sin problema, pero el varón fue a casa con sonda además de oxígeno, aunque tomó biberón a los pocos días. Respecto a la comida, de los tres es el niño el único que presenta algunas alergias. Lo significativo es que, para el control de esfínteres, la primera en nacer tardó en controlar por la noche, la otra niña más de lo mismo, pero el varón fue también un crack *en eso, ¡fue el primero en controlar todo!*

Ahora tienen 8 años y, como en toda relación de hermanos, hay peleas. Aunque las diferencias, según la madre, se notan cuando se van haciendo mayores. La primera en nacer es muy ágil, social, charlatana y creativa. La otra niña es artística (escribe cuentos, pinta) y el varón es sensible y pacífico y adora las matemáticas. En su momento, la madre practicó con los tres el método «madre canguro»; actualmente sigue practicando con ellos técnicas de reflexología cuando cree que lo necesitan y antes de dormir. De lo que se trata es de mantener un poco más de contacto físico con cada uno de ellos, ya que es vital para su supervivencia emocional y desarrollo integral.

Tanto los médicos como los investigadores que estudian el desarrollo de los niños prematuros descubren que éstos evolucionan cada uno según diversos factores: su carga genética, su estado en general y los estímulos que reciben del medio, entre otros. También, a menudo, se llevan grandes sorpresas cuando años más tarde se encuentran con niños de 8 o 9 años que se han recuperado mucho más de lo esperado, después de alguna posible secuela leve, gracias a la dedicación absoluta de los padres y al seguimiento de otros terapeutas. Para el eminente neurólogo, psiquiatra y psicoanalista Boris Cyrulnik, profesor de la Universidad de Var, en Francia, esto tiene una explicación, y es que el ser humano aprende mucho del dolor, y estos pequeños héroes que han estado separados de sus padres probablemente no sólo hayan vivido el dolor de la separación y lo que todo ello implica, sino que en el camino también han gestado nuevos recursos para reparar el dolor y «llenar el vacío que deja en uno mismo el objeto arrancado, [lo cual] obliga al niño herido a inventar incesantemente sustitutos euforizantes y decepcionantes…».*

* Boris Cyrulnik, *Los patitos feos*, Gedisa, Barcelona, 2005, p. 194.

Cyrulnik, que escapó a los 6 años de edad de un campo de concentración, asegura que «la orfandad y las separaciones han proporcionado una enorme población de creadores», como Balzac, Rimbaud, Zola, Baudelaire, Dumas, Stendhal, Maupassant, Kipling o Dostoievski.*

Posiblemente es por esta razón por lo que habría que tener más en cuenta cuando los padres hablan de algún rasgo peculiar de comportamiento en sus hijos prematuros, y no pensar que son fantasías o que hablan desde el deseo de que su hijo sea diferente. En la mayoría de los casos, estos padres detectan o bien mayor sensibilidad o una mayor curiosidad o un destacado sentido de solidaridad, empatía, o alguna habilidad que se muestra desde muy pequeños, o un tipo de inteligencia que destaca sobre otros en algún sentido. Los padres, obviamente, no siempre pueden explicar la razón de dichos rasgos. No pueden asegurar que un niño tenga una determinada cualidad destacada porque fuera prematuro, pero tampoco hay argumentos sólidos para demostrar que no sea ésa la principal razón. Y es que del mismo modo que hay estudios que demuestran que ciertos comportamientos agresivos, la hiperactividad o los trastornos alimenticios, entre otros, sí pueden estar relacionados con aquella primera experiencia de vida, lo cierto es que muchos de los niños que han sido prematuros también ponen en marcha factores resilientes, que no son otra cosa que recursos para la superación del trauma inicial. No obstante, la vida es tan maravillosa y cada niño es tan diferente que, si bien no hay patrones comunes, sí hay historias, casos, en los que algún padre bien puede ver refle-

* *Op. cit.*, nota anterior.

jado algún aspecto de su hijo. Porque lo maravilloso del crecimiento de un niño está justamente ahí, en su originalidad, en su capacidad para aprender, sabiendo que todo aprendizaje requiere de un progreso y un retroceso, un avanzar para poder volver a retomar lo que pudo haber quedado inconcluso en una etapa anterior, y que para crecer siempre habrá que dar pasos hacia adelante y pasos hacia atrás.

CUANDO HAY SECUELAS

Hoy la mayoría de los niños prematuros tienen muchas posibilidades de llevar una vida normal.

Sin embargo, en algunos casos quedan secuelas cuanto mayor ha sido la prematuridad, o bien si han habido serios problemas de salud durante los primeros meses de vida. Estas secuelas pueden aparecer en etapas de la niñez o en la adolescencia y varían según la gravedad por la que haya pasado el bebé. Las más comunes, dentro de un mínimo porcentaje son: ceguera, sordera, parálisis cerebral, dificultad para andar, para aprender a leer o dificultades en el desarrollo motor. Las secuelas que se podrían considerar menos graves son los problemas de aprendizaje y de sociabilidad y, como muy importantes en la adolescencia y la vida adulta, la diabetes o la hipertensión.

En cualquier caso, no hay por qué pensar en secuelas mientras el bebé está luchando por su vida o cuando los padres observan un crecimiento biológico-psíquico y social normal. Sólo basta conocer la maravillosa historia de Madeline Manu, que nació con 26 semanas y 6 días de gestación, pesando alrededor de 250 gramos y midiendo 25 centímetros. Hoy Madeline es una estupenda adoles-

→

cente que no arrastra ninguna secuela neurológica, tampoco ningún déficit cognitivo, ni presenta problemas psicosociales. Toca el violín, es buena estudiante, tiene buenas relaciones con sus amigos y su única secuela es no llegar a los 140 centímetros de estatura. Y es que lo importante, a la hora de hablar de secuelas, es que Madeline, por ejemplo, ha podido superar la barrera de las 24 semanas de gestación, ya que por debajo de ese tiempo de estadío en el útero la esperanza de vida es prácticamente nula. Por encima, siempre es mucho lo que médicos y padres pueden hacer.

Capítulo III

LA RELACIÓN CONSIGO MISMO Y LA RELACIÓN CON LOS DEMÁS

Paula nació a las 28 semanas de gestación, con 695 gramos de peso y una longitud de 35 centímetros. Necesitó respiración asistida durante setenta y dos horas y ayuda durante cuatro días más. A la semana respiraba sola. Estuvo hospitalizada 71 días y le dieron el alta con un peso de 2.190 gramos. Durante la estancia hospitalaria, Silvia, su mamá, y Óscar, su padre, practicaron el «método canguro». Cuando pudo bañarse, cuando alcanzó un kilo de peso, sus padres le hacían masajes especiales para niños prematuros que les habían enseñado las enfermeras, para potenciar el contacto y relajarla (lo siguieron haciendo hasta los 3 años). Como la mayoría de los niños prematuros, su seguimiento fue hasta los 6 años. A los 7 años Paula muestra mucho interés por el mundo que la rodea. Le encanta averiguar cómo se producen los fenómenos químicos y físicos en el planeta y busca a menudo la causalidad de las cosas... Lo único que preocupa a su madre es que aún no ha aprendido a expresar sus sentimientos: «Todo se lo guarda». Paula aún hoy sigue disfrutando de abrazos curativos de sus padres y de sus abuelos. Es una niña que se siente confiada, alegre, y que disfruta jugando con otras niñas de su edad y no tiene problemas en el colegio, excepto que es un poco distraída.

A medida que crecen, la mayoría de los niños se sienten fuertes y poderosos, pues van descubriendo sus talentos y habilidades, ven todo lo que son capaces de hacer y se atreven a descubrir cosas nuevas; también se defienden y se repliegan frente a aquello que les causa miedo o les provoca inseguridad. A partir de los 5 años, la mayoría de los ex prematuros entrevistados para este libro ya tienen una visión de sí mismos y del mundo que les rodea. Pueden definir cómo son, cómo quieren ser y hasta lo que les gusta y lo que les desagrada de otras personas. La mayoría ya han aprendido a relacionarse con otros niños de su edad, a decir lo que desean y a oponerse o aceptar las normas del hogar. Sin embargo, es posible que algunos no sean capaces de expresar sus ansiedades y temores, se muestren muy introvertidos o, incluso, tiendan a huir de los conflictos replegándose porque no saben cómo afrontarlos. Algunos ex prematuros entrevistados se comportan de otra manera, provocando los conflictos para tener protagonismo. En ambos casos, los niños actuaban con miedo y ansiedad. El juego y el dibujo es para estos niños una buena vía para que puedan expresar sus temores cuando no saben hacerlo con palabras. O cuando se muestran ansiosos. El neurólogo y psiquiatra Boris Cyrulnik aconseja ayudar a los niños a expresarse mediante la fantasía. «A partir de los 4 años —dice el eminente psiquiatra— los chicos dibujan escenas en las que la fuerza les permite burlar los peligros [...] las chicas hacen ilustraciones cuyos motivos son las relaciones». Entonces hay que darles un espacio para que, mediante la creatividad, puedan «transformar en himno a la alegría, la cacofonía» que los desespera. Silenciosamente. Los padres que dan a sus hijos la oportunidad de expresarse por otro medio que no sea la palabra les proporcionan descanso emocional, una puerta secreta por donde soltar aquello que los ata o los inmoviliza en algún sentido.

EL «SÍNDROME DEL NIÑO VULNERABLE»

Los padres de Claudio estuvieron tan obsesionados por las enfermedades que había tenido durante los tres primeros años de vida que lo sobrealimentaron. Hoy Claudio tiene 11 años y es un niño con serios problemas de obesidad. Otro ejemplo muy ilustrativo es la historia de Alba, de 16 años, con problemas serios de ansiedad. Cada vez que quería iniciar un proyecto, sus padres tendían a ser ellos los que lo llevaban a cabo para que su hija no se sintiera mal si las cosas no salían como ella esperaba. Ejemplos como éstos resultan muy ilustrativos a la hora de comprender por qué es tan importante ayudar a los niños que fueron prematuros a construir un óptimo desarrollo emocional, una base sólida sobre quiénes son, qué desean, cómo se relacionan y para que descubran qué espera de ellos la sociedad cuando son adolescentes. En este trabajo deben ayudarles fundamentalmente los padres, intentando superar el trauma de la prematuridad del hijo. Y es que lo que se conoce como «el síndrome del niño vulnerable» no es otra cosa que la obsesión de los papás por la salud del pequeño, por más que éste esté físicamente sano y tenga un desarrollo adecuado a su edad. Cuando los padres siguen pensando en el prematurito frágil que fue y lo tratan siempre como a un niño susceptible de tener problemas, acaban mostrándose a los ojos del niño excesivamente solícitos, se preocupan demasiado y, sin quererlo, retardan o cambian el desarrollo del niño.

Lo tratan como si fuera de cristal y se fuera a romper. En otros casos, la no superación del trauma por parte de los padres los lleva a elegir sus amigos para que no sufran, a sobreprotegerles o no ponerles límites. De hecho, como ocurre con la mayoría de los niños (sean éstos prematuros o no), la relación que el niño tenga consigo mismo dependerá de la imagen de sí mismo que le devuelvan los padres. La manera en que le enseñen a autorregular sus emociones y su conducta, la toma de conciencia de sí mismo, la tolerancia para con los demás y el respeto hacia sí mismo y hacia los otros son conquistas que se inician fundamentalmente en la primera infancia con la imagen que le devuelven los padres, los demás adultos y la sociedad en la que viven. En esa misma etapa empezará a desarrollar la capacidad de autorregularse, que no es otra cosa que tomarse tiempo para actuar, entre la aparición de un impuso y la acción. A muchos niños que fueron prematuros este tiempo de espera les cuesta, con lo que el papel de los padres vuelve a ser determinante. Por ejemplo, un modo de ayudarles es no poniendo expectativas más altas que las que pueden asumir (ni tampoco más bajas), enseñándoles a pensar antes de actuar cuando son adolescentes. A medida que un niño que ha sido prematuro crece, las expectativas de los padres deben estar acordes a otras características de su persona. Esto le ayudará a no hacer esfuerzos desmesurados o a no tirar la toalla antes de tiempo.

> El concepto que un niño tiene de sí mismo depende de lo que sus primeros cuidadores le han transmitido; también de lo que otros han dicho de él, de sus propias experiencias a la hora de socializarse, etcétera. A partir de ese momento se va forjando una idea de quién es, si se gusta o no. Esta imagen de sí mismo le permitirá ponerse objetivos acordes a sus posibilidades.

AFIANZAR LOS ÉXITOS Y RELATIVIZAR LOS FRACASOS

Una de las necesidades de los niños que nacieron prematuramente consiste en que los adultos que cuidan de ellos no exageren sus fracasos. No se trata de estar motivándolos todo el día, sino de no hacerles sentir que no llegan a las expectativas de los padres o de otras personas. A medida que crezcan, tanto sus logros como sus errores determinarán su autoestima, lo que piensen de sí mismos. En ello influirán las aprobaciones y desaprobaciones, la aceptación o el rechazo que hayan vivido. Alrededor de los 5 años ya tienen que ser capaces de saber que hay cosas que pueden lograr y otras que no, y que ante estas últimas pueden pedir ayuda. También que hay aspectos de su entorno que podrán transformar y otros que no dependen de ellos. Algunos niños entrevistados para este libro que han sido prematuros han desarrollado secretamente un sentimiento generalizado de incapacidad, mientras que otros se mostraban confiados y seguros de sí mismos. Estas diferencias no son casuales; en gran medida han sido gestionadas por el medio en el que el niño se ha desarrollado: la familia inmediata, la familia extensa, los maestros, los amigos y el barrio.

Un niño que no confía en sus capacidades se sentirá abrumado ante las dificultades y se retirará, se replegará en sí mismo. De hecho, la confianza en sus recursos afectará su calidad de vida presente y futura, sus emociones, el modo en que tome sus decisiones y su sensación de bienestar. He conocido niños prematuros extremos que a los 5 años tomaban clases de piano o de violín porque les apetecía, mientras que otros con estupenda salud y nivel intelectual se sentían ineptos hasta para saltar en las clases de gimnasia del colegio. ¿Cómo pueden ayudar los padres a niños y adolescentes que han pasado por la difícil situación de estar separados de ellos durante las primeras semanas o meses de vida? En primer lugar, aceptándoles tal como son, dándoles afecto, empatizando y apoyándoles en ser la persona que desean ser, pero también:

1. Creyendo en sus progresos, por mínimos que sean.
2. Manifestando expectativas realistas.
3. Respetando sus ideas y ayudándoles a valorar las de los demás.
4. Reconociendo su talento y ayudándoles a expresarlo a su manera, que no tiene por qué ser como la de la mayoría.
5. Disfrutando de su compañía.
6. Enseñándoles a disfrutar del mundo que les rodea y a respetar a las personas.
7. Dándoles claves y herramientas para que puedan mantener la confianza en sí mismo.
8. Enseñándoles a cuidar de sí mismos y de su salud, lo que incluye enseñarles a rodearse de personas positivas.
9. Fomentando que aprendan a considerar los errores propios como formas de aprendizaje.
10. Demostrándoles lo importante que es poder aceptarse tal como son, resaltando sus cualidades pero también las de los demás.
11. Ayudándoles a tener capacidad para afrontar cualquier desafío.
12. Potenciando un autoconcepto positivo.
13. Ayudándoles a gestionar la habilidad de la autorreflexión, promoviendo la capacidad de pensar y actuar de manera independiente.
14. Indagando juntos cuáles son sus habilidades para solucionar sus problemas.

15. Ayudándoles en su adaptabilidad social mediante normas y reglas claras y el respeto a las jerarquías.
16. Educándolos en la ayuda entre los miembros como hábito familiar.
17. Apoyándolos en las actividades escolares.

DARLES UN ESPACIO A LOS ABUELOS

A veces el papel de los abuelos en la vida emocional de un ex prematuro es muy importante, en especial si los padres trabajan. Ellos pueden dar amor y cuidados. Si los abuelos se han apartado de la relación con sus hijos mientras el bebé está en la unidad de cuidados intensivos, en ocasiones esto tiene como único motivo el miedo a que al bebé le pase algo irremediable. Recuerdo que en cierta ocasión la mamá de un bebé prematuro me comentó que tanto sus suegros como su madre ya le habían advertido que no irían a ver al niño al hospital más que para conocerlo. Ella y su marido prefirieron no enfrentarse a sus padres y silenciar ese dolor porque comprendían que los abuelos también eran prematuros respecto de este nieto, por más que tuvieran otros. Cuando pudieron explicarlo, los abuelos se dieron cuenta de que, si bien en un primer momento no habían sabido cómo actuar, estaban dispuestos a colaborar con las atenciones que necesitaba el nieto.

Cuando aún están ingresados, pueden hacer cosas como comprar gorritos de algodón para que no pierdan calor por la cabeza, calcetines pequeños, ropita de su tamaño... En algunos países las unidades de cuidados intensivos dejan a las mamás los moldes para que les hagan las batas a sus pequeños a su medida, algo que podrían hacer las abuelas. En los hospitales de Inglaterra hay una sala para que los

→

hermanos de los bebés que están en las unidades de cuidados intensivos puedan jugar y pasárselo en grande mientras los papás practican el «método canguro» con el bebé. En algunos casos son las abuelas las encargadas de contar cuentos a los hermanitos que esperan. Con esto quiero decir que siempre existen formas de integrar a la familia, con un poco de interés y buena predisposición. Si sentís en algún momento que vuestros padres os abandonan o que se exceden en determinados aspectos simplemente porque vuestro hijo es prematuro y no asumen la gravedad momentánea de la situación, debéis hablar con ellos. Hacedles ver la importancia del papel de los abuelos, que su amor y su complicidad son también muy necesarios para el bebé. Cuando los nietos son mayores, incluso adolescentes, la complicidad con el abuelo o la abuela del mismo género puede ser una experiencia enriquecedora para ambos.

CLAVES PARA SABER SI TU HIJO EX PREMATURO NECESITA URGENTEMENTE REFUERZOS PARA SENTIRSE BIEN CONSIGO MISMO

1. No expresa casi nunca lo que siente ni lo que piensa.
2. Vive improvisando, sea porque desconfía de su capacidad para hacer proyectos a medio o corto plazo, sea porque teme no ser aceptado.
3. No cuida su cuerpo ni su salud.
4. Rechaza el afecto y el diálogo o se denigra frecuentemente.
5. Pierde el tiempo con personas que no le benefician.
6. Tiene enfermedades psicosomáticas de forma repetida.
7. No cree en sus habilidades y pierde el tiempo en cosas que no le benefician.

8. Se muestra indiferente.
9. Se ve inferior o superior a otras personas o, por el contrario, tiene permanentemente necesidad de destacar.
10. Tiene frecuentemente conductas negativas.

LLEGA LA ADOLESCENCIA: ÉSTE SOY YO

Algunos investigadores reconocen que ciertos problemas relacionados con la prematuridad sólo se manifiestan en la adolescencia. Aunque la gran mayoría de los prematuros de bajo peso tenga un desarrollo normal, en este grupo de población existe un riesgo de sufrir problemas de atención y en las funciones neuromotoras, según afirma la neonatóloga Maureen Hack, del departamento de pediatría del Hospital Infantil Rainbow Babies, en Cleveland, Estados Unidos, y principal investigadora sobre las secuelas de los niños prematuros en la adolescencia. No obstante, uno de los datos más interesantes obtenidos por la doctora Hack es el que, contra todo pronóstico, demuestra que la mayoría de los adolescentes que fueron prematuros no sólo acaban sus estudios sino que son menos propensos a llevar a cabo conductas de riesgo, como la adicción al alcohol y a las drogas.* Pero si bien la doctora Hack no tiene una explicación científica para demostrar por qué ocurre esto, sí arriesga la idea de que puede deberse a que estos niños recibieron más atención de sus padres porque los consideraban débiles y vulnerables. Al parecer, en estos niños y en sus familias hay un nivel de resiliencia muy alto debido a que una gran mayoría de las familias

* *http://www.lanacion.com.ar/Archivo/Nota.asp?nota_id=368164*

con niños prematuros ha hecho un aprendizaje psicológico y emocional muy elevado, lo que les ha permitido generar y crear recursos de permanente superación.

Así y todo, tanto la doctora Hack como otros investigadores han hecho hincapié en que es probable que algunos adolescentes que han sido prematuros padezcan síntomas leves de depresión o ansiedad, especialmente si fueron bebés muy pequeños. Los padres no deberían confundir los síntomas de depresión con la búsqueda de soledad propia del adolescente o con la idea de que están solos en el mundo, que es parte de un idealismo y altruismo propio de la edad.

El doctor de la Universidad de Cambridge Ian Colman, uno de los principales investigadores del mundo emocional de los adolescentes que han sido prematuros, ha llegado a la conclusión de que no todos tienen trastornos significativos. Aquellos que sí los padecen fueron los bebés más pequeños, y en especial los que presentaron en la infancia dificultades para autorregular su conducta y sus emociones.

En cualquier caso, estos estudios no hacen sino confirmar que el papel de la familia es determinante cuando ha habido un hijo prematuro, incluso hasta la adolescencia. Se trata no sólo de que descubra quién es y se acepte, sino de que sea capaz de llevar adelante su propio proyecto de autorrealización. Cuando ello no ocurre, cuando el adolescente que ha sido prematuro no ha sido ayudado por la familia para equilibrar su estrés, o si tiene evidentes síntomas de ansiedad, es probable que sólo sepa dar dos respuestas ante la vida: defenderse o atacar. En tales casos, la ayuda de un profesional puede ser conveniente, o una terapia de familia para dar a los padres las herramientas de crianza que necesitan.

En este sentido, los padres pueden detectar si hay síntomas de ansiedad o estrés cuando el adolescente tiene una o varias de estas características:

- Ansiedad de separación.
- Ansiedad social, es decir, miedo a relacionarse con otras personas, a que los demás sepan cómo es o qué piensa, incluso miedo a manifestar lo que desea y dejar que los demás controlen su vida.
- Depresión.
- Síntomas ansiosos y adicciones.
- Dificultades en sus relaciones sociales.
- Dificultades en la crianza, como no respetar las normas.
- Riesgo de escaladas de violencia.
- Escaso interés por la vida.
- Vínculo muy dependiente con uno de los padres o ambos.
- Pérdida fácil del control ante situaciones estresantes.

Los adolescentes suelen poner en marcha sus mecanismos de adaptación cuando están en el colegio. Algunos pueden sentir miedo y ansiedad por las tensiones propias de la adolescencia, pero también por la relación con personas de su edad. Si hay situaciones estresantes que le preocupan, hay que intentar enseñarle al hijo adolescente a tomarse descansos emocionales. Por ejemplo, si se preocupa por lo que los demás piensan de él y eso le condiciona, conviene enseñarle a dejar aparcado por unos días el interés por lo que digan de él, incluso de las personas que él quiere y aprecia. Que tome distancia para observarlas desde un contexto más amplio. Es imprescindible que pueda ver que siempre hay consecuencias mejores para él si su forma de mirar el mundo es como un aprendizaje, como una forma de ser «hacedor de su vida». También se le puede enseñar a hacer amigos desarrollando la capacidad de sentir empatía, de comprender el dolor del otro. En algunos casos, cuando los adolescentes son sensibles o se sienten débiles, a los padres les vendría bien construir una red familiar fuerte para respaldar a su hijo ante las desilusiones y heridas inevitables. El mejor modo de ayudar a los hijos en este aspecto será sin duda demostrarle cómo en el pasado pudo resolver situaciones similares a las que hoy le causan estrés, cómo ha sabido desarrollar su fortaleza, lo que le permitirá confiar en sí mismo y, por supuesto, tratar de tomarse las situaciones complejas con humor, con el fin de desdramatizarlas. De esta manera podrá descubrir otros aspectos de su personalidad y aprenderá más sobre sí mismo.

Otra cuestión importante es enseñarle a hablar sobre los propios sentimientos, y no sólo ante situaciones de estrés, pues a veces hay temas que les preocupan mucho, como la muerte o la soledad. Si bien se trata de temas complicados para los adolescentes, lo cierto es que ellos necesitan de la mirada y la voz del adulto en este aspecto. Algunos padres creen que el hijo puede no estar preparado para afrontar este tipo de temas, pero lo cierto es que la mayoría de los adolescentes que fueron prematuros son personas muy profundas, con planteamientos existenciales y gran capacidad de razonamiento. Muchos adolescentes ex prematuros entrevistados para este libro sorprendían a sus padres por sus comentarios filosóficos y existenciales. Es probable que, a pesar de ello, los padres detecten que algunas áreas de su personalidad están poco definidas y que sus sentimientos son caóticos, pero una cosa no excluye la otra. Algunos incluso se decantan por una actitud altruista, una capacidad increíble para ayudar a los demás, y se adhieren a trabajos de voluntariado mientras tienen conductas que se catalogarían como infantiles. Probablemente el único aspecto a tener en cuenta por parte de los padres es que hay un común denominador en la mayoría de los adolescentes que habían sido prematuros extremos, al menos los entrevistados para este libro: a la mayoría les costaba aceptar los cambios y a un amplio grupo no les resultaba tan fácil cuidar de sí mismos. Cuidar su salud, sus hábitos, evitar relaciones negativas, incluso la alimentación... Por eso durante esta etapa hay que hacer especialmente hincapié en:

1. Darle oportunidades de desarrollo y responsabilidades extrafamiliares (voluntariado, trabajo, estudio, etcétera).
2. Desarrollar como padre la capacidad de escuchar, de expresión verbal y no verbal y de comunicación en general, más que dar sermones que sólo hacen que los adolescentes se cierren en banda y no escuchen.
3. Fortalecer la capacidad de manejo de la rabia-enojo y el conocimiento de las emociones en general. Hablar de cómo se siente la familia cuando hace algo que le perjudica y cómo se siente cuando hace algo que es positivo para él.
4. Reforzar la capacidad del adolescente de observar los conflictos cotidianos desde diferentes perspectivas. Ayudarle a entender los conflictos como aprendizajes más que como impedimentos.
5. Fomentar habilidades reconociendo esfuerzos y logros.
6. Desarrollar la capacidad de comunicación afectiva con el adolescente.
7. Aclarar los roles desempeñados dentro de la familia y favorecer el establecimiento de límites razonables.
8. Favorecer la presencia de, al menos, un adulto significativo para el adolescente.
9. Reafirmar su autoestima.
10. Hacerle conocer sus derechos.
11. Reforzar el diálogo y la tolerancia en la familia.

En cualquier caso, no es prudente predecir la aparición de psicopatología en la adolescencia y edad adulta solamente a partir de características de la infancia. Hay muchos niños en situación de riesgo que después de haber encontrado un entorno ambiental que le sirviera como factor de compensación, y por propio temperamento, pudieron afrontar las situaciones adversas de la vida de manera eficaz.

PREMATURIDAD Y FAMILIAS RESILIENTES

La resiliencia es el arte de navegar en los torrentes.

BORIS CYRULNIK

Es verdad que los padres de niños prematuros a veces se sienten muy solos. A menudo crían a sus hijos con dos de sus herramientas más poderosas: el amor y la intuición. No obstante, cuando llegan a situaciones límite y las necesidades de cuidado y atención que necesita un bebé prematuro se convierten en desafíos debido a complicaciones en su salud, estos mismos padres son capaces de dar un giro a su dolor y sacar a la luz infinidad de recursos creativos. Aprenden a poner en marcha recursos internos y descubren no sólo que poseen infinitas habilidades para ayudar a su bebé, sino que tienen una gran dosis de fuerza extra para seguir adelante aun en medio de las dificultades. Estos padres, que han aprendido a dar nuevos significados a la prematuridad, no sólo saben acompañar al hijo en sus diferentes etapas de crecimiento sino que se convierten en guías para ayudarles a superar posibles problemas en su desarrollo. Obviamente esto no quiere decir que los padres no sufran cuando ven que su hijo no aprende lo que necesita o cuando hay secuelas, sino que han aprendido a dar un paso hacia adelante y a pensar primero en las necesidades del bebé o del niño y a actuar creativamente. Y esto es algo que a menudo les sucede tanto al padre como a la madre: uno y otro saben, por ejemplo, que los niños criados con amor se desarrollan mejor, incluso cuando las perspectivas médicas son negativas, y que demasiado afecto no los malcría, por más que la sociedad en la que vivimos puje por hacer creer lo contrario. Actualmente, dar amor infinito y dedicar tiempo a un hijo, no dejarlo llorar o tenerlo en brazos más tiempo que la mayoría de la gente parece hasta subversivo, pero lo cierto es que se trata de la vía más segura para su recuperación. Un niño que ha sido prematuro necesita padres que acepten que su hijo busque el contacto físico, quiera ser abrazado, o pueda comportarse como un verdadero filósofo, o demuestre una mayor sensibilidad, o una mayor transmisión de emociones mediante el lenguaje no verbal. Necesidades y capacidades que sin duda dependerán de su carga genética, de su forma particular de ser, de su historia personal, pero también de la actitud de los padres.

Cuando esto no ocurre, nos encontramos con niños y adolescentes con una gran sensación de vulnerabilidad, si no han sido acompañados en el crecimiento o no se les ha ayudado con conductas eficaces para su desarrollo. No sólo porque no se le ha dado importancia al apego sino porque los padres no han encontrado salidas creativas ante los tiempos de aprendizaje de los niños prematuros, que son más lentos. Entonces, estos padres necesitarán pedir ayuda. Fundamentalmente porque hoy sabemos que el cerebro es sumamente flexible y que su desarrollo continúa más allá de los 3 años de edad, lo que hasta cierto punto permite a los padres retomar el camino y ayudar a los niños a poner en marcha sus propios mecanismos creativos. Sólo se tratará, pues, de empezar. Por ejemplo, proporcionándoles factores de protección a medida que crezcan, como un buen autoconcepto de sí mismos, o dándoles la posibilidad de recibir más afecto, o ayudándoles a que se relacionen satisfactoriamente con otras personas de su entorno. Porque no olvidemos que lo que hoy entendemos por una familia resiliente no consiste en una familia que no tiene problemas y ha superado todos los traumas; al contrario, es una familia en la que tanto los padres como el o los hijos han aprendido a darle una nueva lectura a todas y cada una de las experiencias traumáticas. Ésta es la «respuesta creativa».

Si ha habido trauma por la separación inicial, por ejemplo, tal vez este trauma no desaparezca, pero cada integrante de la familia puede salir adelante, recordando esa experiencia. El apoyo y el sentimiento de vínculo afectivo con los padres es por ello determinante para un bebé prematuro, ya que es ahí donde comienzan a desarrollarse los factores de protección de los padres. Y porque son éstos los únicos que podrán transmitir la seguridad ante la vida que sus hijos necesitan. La prematuridad y las largas hospitalizaciones pueden volver al niño y al adolescente una persona vulnerable, pero, si son ayudados, serán capaces de poner en marcha sus mecanismos de adaptación y superación. Y para ayudarlos sólo hay que intentar conocerlos y escucharlos desde el primer momento, aun cuando no sepan hablar, dejando que sean ellos los que guíen a sus padres. Ninguna madre ni ningún padre de bebé prematuro podría decir que no siente admiración por la fortaleza de su hijo ni por el permanente esfuerzo creativo que éste realiza frente a los desafíos propios de su desarrollo. Tampoco podrían negar que admiran cómo afrontan las dificultades por las que algunos de ellos tienen que atravesar. Y es ahí, justamente, desde ese lugar, desde la admiración, que les dan su amor incondicional y ellos se refuerzan. He ahí el milagro de la vida.

Direcciones de interés

Asociaciones de prematuros

Asociación Catalana de Niños Prematuros (Associació Catalana per a Nenes i Nens Prematurs): *www.prematura.info*.

Asociación de Prematuros Sin Fronteras: *www.prematurosinfronteras.com*. (Su presidenta es Elena Melián, que lleva a cabo musicoterapia con los bebés).

Asociación de Prematuros Vascos (APREVAS): *www.aprevas.org*

Asociación Valenciana de Padres de Niños Prematuros (Associació Valenciana de Pares de Xiquets Prematurs, AVAPREM): *www.avaprem.org*

Otras asociaciones

AEMI-Asociación Española de Masaje Infantil: *www.masajeinfantilaemi.org*. (Los cursos de la enfermera y educadora en masaje infantil Anna Obradors se imparten en el CAP de Castellbisbal, 93 772 0356. En la web ofrecen información sobre clases en todas las Comunidades Autónomas).

Asociación Catalana Pro Lactancia Materna (ACPAM): *www.acpam.org*. (Asociación sin ánimo de lucro, de carácter científico y social).

Asociación de Mares Doules: *www.maresdoules.org*

Asociación Guipuzcoana de Autismo y otros Trastornos Generalizados del Desarrollo: *www.gautena.org*

Asociación Madrileña de Partos Múltiples (AMAPAMU): *www.amapamu.org*

Crecer. Asociación Nacional de Problemas de Crecimiento: *www.crecimiento.org*

Fundación Madre Canguro: *http://kangaroo.javeriana.edu.co*. (Información complementaria: Dra. Zita Figueros y Dra. Nathalie Charpak, Carrera 7, 46-20, Apto. 2001, Bogotá, Colombia, tel.: 57-1-2215572, *herchar5@colomsat.net.co)*.

Menudos Corazones. Fundación de Ayuda a los Niños con Problemas de Corazón: *www.menudoscorazones.org*

Otras direcciones de interés

ALBA-Lactancia Materna: *www.albalactanciamaterna.info*

Asociación Argentina de Padres de Niños Prematuros: *www.aprem.org.ar*

Asociación de Familiares de Niños Hiperactivos: *http://www.tdah.com/afhip.html*

Asociación Española de Pediatría (AEP): *www.aeped.es*

Crianza Natural: *www.crianzanatural.com*

FACE-Federación de Asociaciones de Celíacos de España: *www.celiacos.org*

Familiaforum (Fundació Claret): *www.familiaforum.net*
Información sobre bebés prematuros: *www.prematuros.info*
Instinto Maternal: *www.instintomaternal.com*
La Liga de la Leche: *www.laligadelaleche.es.* (Organización fundada en 1956 por siete mujeres que creyeron en la importancia de la lactancia materna, es una cadena que funciona en cuarenta y seis países, transmitiendo información a muchas mujeres y con líderes acreditadas en cada país que trabajan de forma voluntaria).
Lista de Correo Perinat: *www.perinat.org.ar.* (Metodología «madre canguro», doctor Héctor Martínez).
Plataforma Pro Derechos del Nacimiento: *www.pangea.org/pdn*
Ropa para niños prematuros: *www.masquepeques.com, compras@masquepeques.com.* (Oficinas en Valmoal 46 S. L., C/ Baltasar Gracián 4, esc. 1, 4º C, 28015 Madrid).
ROP-Retinopatía del Prematuro: *www.rop21.com.ar*
Sociedad Española de Neonatología: *www.se-neonatal.es*

Relación de cuadros

Bibliografía

ADLER, Alfred, *El carácter neurótico*, Paidós Ibérica, Barcelona, 1993.

ANDRÉ, Christophe y LEGERON, Patrick, *El miedo a los demás: miedo escénico, timidez y fobia social*, Ediciones Mensajero, Bilbao, 1997.

BARUDY, Jorge, *El dolor invisible en la infancia. Una lectura ecosistémica del maltrato infantil*, Paidós Ibérica, Barcelona, 1998.

— y DANTAGNAN, Maryorie, *Los buenos tratos en la infancia. Parentalidad, apego y resiliencia*, Gedisa, Barcelona, 2005.

BERENSTEIN, Isidoro, *Clínica familiar psicoanalítica*, Paidós, Buenos Aires, 2000.

BURNS, David D., *El manual de ejercicios de sentirse bien*, Paidós Ibérica, Barcelona, 1999.

CORSI, J., *Violencia masculina en la pareja*, Paidós, Buenos Aires, 1995.

CYRULNIK, Boris, *Los patitos feos. La resiliencia: una infancia infeliz no determina la vida*, Gedisa, Barcelona, 2005.

DEUTSCH, Helene, *La psicología de la mujer*, Losada, Buenos Aires, 1952.

FREUD, Sigmund, *Introducción al narcisismo*, Biblioteca Nueva, Madrid, 1981.

GIBERTI, Eva, GROSMAN, Cecilia P. y JELIN, Elisabeth, *Vivir en familia*, Losada-Unicef, Buenos Aires, 1994.

GOLDBERG, Jane G., *El lado oscuro del amor*, Obelisco, Barcelona, 1995.

GOLEMAN, Daniel, *El punto ciego*, Plaza & Janés, Barcelona, 1997.

JUNG, Carl G., *Conflictos del alma infantil*, Paidós Ibérica, Barcelona, 1991.

KAREN, Horney, *La personalidad neurótica de nuestro tiempo*, Paidós Ibérica, Barcelona, 1993.

LEBOVICI, Serge, *El lactante, su madre y el psicoanalista*, Amorrortu, Buenos Aires, 1998.

LEMAIRE, Jean G., *La pareja humana: su vida, su muerte, su estructura*, Fondo de Cultura Económica, México, 1986.

MANNONI, Maud, *El niño, su «enfermedad» y los otros*, Editorial Nueva Visión, Buenos Aires, 1967.

MEAD, Margaret, *Adolescencia y cultura en Samoa*, Paidós Ibérica, Barcelona, 1995.

MICHELSON, Larry, *Las habilidades sociales en la infancia*, MR Ediciones, Barcelona, 1987.

NICHOLS, Michael, *El arte perdido de escuchar*, Urano, Barcelona, 1998.

Nuevo comienzo, revista editada por La Liga de la Leche.

ROGERS, Carl R., *El matrimonio y sus alternativas*, Kairós, Barcelona, 2005.

ROJAS, Enrique, *¿Quién eres? De la personalidad a la autoestima*, Temas de Hoy, Madrid, 2001.

ROJAS MARCOS, Luis, *Las semillas de la violencia*, Espasa-Calpe, Madrid, 1996.

ROUSSEL, Louis, *La famille incertaine*, Odile Jacob, París, 1998.
SCHNEIDER, Regine, *Crisis, ¿qué crisis?*, Grijalbo, Barcelona, 1999.
SCHNEIDER, Vimala, *Masaje infantil*, Médici, Barcelona, 1998.
VV. AA., *El arte femenino de amamantar*, La Liga de la Leche, México, 2001.
WINNICOT, Donald W., *El niño y el mundo externo*, Hormé Editora, Buenos Aires, 1965.